GUÍA DEL BIPOLAR

Grupo ROBIN BOOK
Barcelona - México
Buenos Aires

Dr. Wes Burgess

GUÍA DEL BIPOLAR

Todo lo que debe saber sobre la enfermedad maníaco-depresiva

Traducción de Jorge Conde

alternativas

ROBIN BOOK

Si usted desea que le mantengamos informado de
nuestras publicaciones, sólo tiene que remitirnos su
nombre y dirección, indicando qué temas le interesan,
y gustosamente complaceremos su petición.

Ediciones Robinbook
información bibliográfica
Industria, 11 (Pol. Ind. Buvisa)
08329 Teià (Barcelona)
e-mail: info@robinbook.com
www.robinbook.com

Título original: *The Bipolar Handbook*

Diseño de cubierta: Regina Richling
Imagen de cubierta: iStockphoto © ra-photos
Diseño interior: MC producció editorial
ISBN: 978-84-9917-090-9
Depósito legal: B-47.461-2010
Impreso por Gràfiques JOU, Zorrilla 28, Nave 5, 08930 Sant Adria del Besòs (Barcelona).
08911 Badalona (Barcelona).

La depresión maníaca se apodera de mi alma. Aunque sé lo que quiero, no sé qué hacer para conseguirlo.

Jimi Hendrix

INTRODUCCIÓN

Ayer, una mujer llamada Susan descubrió que padecía trastorno bipolar. Ella, su familia y sus amigos corrieron a las librerías y navegaron por Internet con el fin de encontrar respuestas a las muchas preguntas importantes que se hacían en torno a la enfermedad maníaco-depresiva. Desafortunadamente, sus pesquisas dieron como resultado más problemas que soluciones.

Algunos de mis pacientes me pidieron que escribiera este *Manual del trastorno bipolar*, principalmente porque necesitaban encontrar respuestas a sus interrogantes en un libro que pudieran tener en sus casas y compartir con sus familiares y amigos. Novios, novias, esposos y esposas me instaron a redactar un libro que pudieran entregar a sus parejas para facilitarles la comprensión de la vida con el trastorno bipolar. Asimismo, médicos, enfermeros y terapeutas me rogaron que escribiera un texto que pudieran recomendar a sus pacientes con trastorno bipolar y a su entorno más cercano, tan confundido y necesitado de respuestas.

El trastorno bipolar es una patología médica que repercute en todos los aspectos de la vida de quienes la sufren: la carrera profesional, los estudios, las relaciones personales, los pensamientos, las emociones, la energía vital, el sueño, el peso y la salud física. Particularmente se la conoce por sus llamativos episodios de manía hiperactiva y depresión melancólica profunda, si bien mucha gente padece una mezcla de estos síntomas.

Los individuos aquejados de trastorno bipolar tienen dos necesidades fundamentales: alcanzar una comprensión suficiente de su enfermedad y conocer las estrategias prácticas para no desligarse del mundo. Desde que comencé a ejercer la psiquiatría, hace casi veinte años, he anotado disciplinadamente todas las preguntas que formulan mis pacientes con trastorno bipolar, así como las inquietudes planteadas por sus familiares y amigos. Por mi cuenta y riesgo, me dirigí a otros colegas y profesionales para recabar sus impresiones y averiguar con qué preguntas se topaban en su praxis diaria. Asimismo, me zambullí en Internet en busca de aquellos interrogantes que no habían encontrado respuesta satisfactoria por parte de los médicos y terapeutas. Así nació el *Manual del trastorno bipolar*, como una compilación de estos interrogantes que surgen de la cotidianidad y de las respuestas actualizadas que dan la ciencia médica y la psicología modernas, así como de la experiencia que he acumulado durante estas dos décadas de intenso ejercicio de la psiquiatría. Puedo afirmar sin temor a equivocarme que en este libro usted hallará respuestas para todas *sus* preguntas.

En Estados Unidos hay más de siete millones de niños y adultos que padecen trastorno bipolar. Son muchos los políticos, las celebridades y destacados miembros de su comunidad que deciden hacer público que padecen una enfermedad maníaco-depresiva. Muchos de los grandes éxitos editoriales del momento abordan el asunto del trastorno bipolar. Los informativos e Internet hierven con noticias sobre el trastorno bipolar. Año tras año me requieren en la National Public Radio, y solicitan mi presencia en distintos estudios cinematográficos y canales de televisión para que comparta mis conocimientos de psiquiatría con la audiencia. Los viejos tratamientos están siendo validados, y poco a poco aumenta el número de tratamientos novedosos disponibles, farmacológicos y no farmacológicos, para hacer frente al trastorno bipolar. Los médicos y la opinión pública empiezan a entender mejor la naturaleza del trastorno bipolar, siendo así que el longevo estigma que pesaba sobre la enfermedad está desapareciendo. En la actualidad, el mundo entero es consciente de que muchas personas normales, exitosas y populares padecen trastorno bipolar, y que han encontrado buenos tratamientos para controlar su enfermedad.

Inicié mi carrera profesional trabajando como científico, estudiando el cerebro y el comportamiento humanos en facultades de medicina y psicología de importantes centros universitarios norteamericanos. Un día sentí la necesidad de cambiar el rumbo y orientar mi vida profesional hacia la praxis clínica, así que decidí dedicar el resto de mi vida a ayudar a los enfermos con trastorno bipolar y otras patologías afines. Finalicé mi formación como especialista en la Stanford University Medical School, y trabajé en calidad de becario en las facultades de medicina de la UCLA y la propia Stanford University. Desde entonces, dada mi condición de doctor en medicina y especialista en psiquiatría, he dedicado buena parte de mi tiempo al tratamiento de los enfermos de trastorno bipolar y sus familias. Les ayudo a encontrar el éxito profesional y maneras de obtener satisfacción de las relaciones humanas y la vida familiar. Por el bien de mis pacientes, considero que es mi deber distinguir los tratamientos verdaderamente eficaces de los que no lo son.

Escribí el *Manual del trastorno bipolar* con la intención de convertirlo en una herramienta amena y útil para el lector, esto es, a modo de un médico de cabecera que trata de disipar las preocupaciones y apaciguar los miedos del paciente y su entorno, alguien que goza de su plena confianza porque resuelve problemas como los suyos de manera habitual. Quiero plantear este trabajo como una conversación, mantenida cara a cara, entre usted y yo, una charla en el transcurso de la cual le facilitaré consejos y recomendaciones personalizadas, así como la información más puntera en las materias que usted mismo elija. Mi propósito es que este volumen contenga información pormenorizada que todavía no ha llegado a los libros de texto, los manuales de consulta o la prensa en cualquiera de sus versiones. Con todo, procuraré que este libro sea fácil de usar y resulte comprensible.

Es mi deseo que este *Manual del trastorno bipolar* le proporcione alternativas que trasciendan el clásico axioma «No se aparte de los viejos tratamientos farmacológicos». Por encima de todo, quiero estimular su afán por informarse y saber más acerca del trastorno bipolar.

Ahora bien, mi máximo anhelo consiste en ayudar a quienes padecen trastorno bipolar para que alcancen sus objetivos y saquen jugo a todo su potencial, para que disfruten de una vida plena y razonablemente feliz. Esto supondrá un gran trabajo, pero el resultado merece la pena. No perdamos más tiempo.

Capítulo 1
CONCEPTOS BÁSICOS DEL TRASTORNO BIPOLAR

Todos debemos convertirnos en expertos en el trastorno bipolar, aunque sólo sea porque el público en general sabe muy poco o nada de esta enfermedad. El presente capítulo servirá para que entienda la definición y los síntomas de la manía y la depresión bipolares, los diferentes tipos en que puede manifestarse el trastorno, sus diferentes causas, y cómo la sociedad responde ante las personas que padecen la enfermedad.

¿Qué es el trastorno bipolar?

El trastorno bipolar es una enfermedad del sistema nervioso que afecta tanto al cerebro como al cuerpo. Factores de índole ambiental, hereditarios, genéticos y biológicos producen cambios en las células del cerebro y provocan un desequilibrio químico en el sistema nervioso, lo cual da como resultado fluctuaciones anormales del metabolismo, las emociones y los procesos del pensamiento, alterando incluso la capacidad de atención.

¿Qué significa el nombre «trastorno bipolar»?

El término «bipolar» está referido a los dos estados psicológicos de la manía y la depresión asociados con esta enfermedad. De ambos estados derivaba precisamente su anterior denominación: «depresión maníaca». Aunque muchas personas que padecen este trastorno presentan episodios mayormente depresivos o maníacos, por lo general predominan los caracterizados por una mezcla de ambos síntomas.

El trastorno bipolar causa otras muchas cosas al margen de las citadas manía y depresión. Puede asimismo inducir sentimientos de irritabilidad, furia, celos, resentimiento, ansiedad, aislamiento social, vergüenza, miedo, incapacidad, arrepentimiento y confusión extrema. Además de estas variaciones en el humor, usted puede experimentar fluctuaciones drásticas en sus niveles de energía, su actividad, su peso, su metabolismo, y en los ciclos de la conciencia y el sueño. El trastorno bipolar incrementa su sensibilidad al estrés de manera tan acusada que le hace muy vulnerable a los cambios que plantea la vida diaria.

El trastorno bipolar impide el pensamiento como resultado de mermar la capacidad de concentración y la memoria, toda vez que aumenta la tendencia a la distracción. El falta de juicio, la impulsividad, los pensamientos recurrentes, obsesivos, y las acciones compulsivas y exageradas propician la dedicación excesiva al trabajo, los abusos y la asunción de riesgos innecesarios. Los problemas de procrastinación, la escasa motivación y la dificultad para iniciar y/o finalizar los proyectos dificultan en gran medida la consecución de los objetivos vitales.

¿Cuánta gente padece trastorno bipolar?

Se estima que entre el 2 y el 7% de la población estadounidense padece trastorno bipolar. Casi diez millones de personas desarrollarán la enfermedad en algún momento de sus vidas. Aproximadamente la mitad de ellas nunca obtendrá el diagnóstico o el tratamiento correctos.

¿Cuánta gente se ve afectada por el trastorno bipolar?

Además de las personas que sufren directamente la enfermedad, el trastorno bipolar repercute en las vidas de sus padres, hermanos y hermanas, cónyuges, hijos e hijas, nietos y nietas, y sus amistades. Los padres luchan denodadamente con los problemas que el trastorno bipolar causa en sus vástagos. Los médicos, el personal de enfermería, los terapeutas y los asistentes sociales dedican buena parte de sus esfuerzos al cuidado de las personas que padecen trastorno bipolar. En resumidas cuentas: estimo que alrededor de veinte millones de personas ven afectadas sus vidas, en mayor o menor grado, por el trastorno bipolar sólo en Estados Unidos.

Si padezco el trastorno bipolar, ¿durante cuántos años de mi vida estaré, de hecho, enfermo?

El trastorno bipolar es una patología bastante más seria de lo que suele pensar la gente. Un 25% de las personas que padecen trastorno bipolar son incapaces de funcionar y desenvolverse normalmente durante buena parte del año. Más de la mitad de los pacientes diagnosticados de trastorno bipolar sufren cuatro o más episodios graves al año; y algunos pacientes experimentan una mezcla de sus síntomas de manera constante a lo largo de toda su vida. Sin embargo, este panorama descorazonador puede mejorar sustancialmente si se administra el tratamiento adecuado.

¿El trastorno bipolar causa problemas en la salud física?

Sí. Las personas que padecen trastorno bipolar tienen más problemas cardíacos que el resto de la población. Asimismo, sufren más dolores de cabeza, en particular migrañas. Es más, las migrañas son más comunes en la depresión bipolar que en las depresiones unipolares comunes, por severas que sean.

El trastorno bipolar también incrementa el riesgo de adicción y abuso de sustancias estupefacientes: entre el 60 y el 80% de los enfermos de trastorno bipolar sufrirán alcoholismo o abusarán de las drogas durante sus vidas.

Y, por encima de todo, la tasa de mortalidad es mayor en los enfermos de trastorno bipolar, especialmente en aquellos que reciben un tratamiento insuficiente. Comparados con el resto de la población, los enfermos de trastorno bipolar experimentan más lesiones y muertes accidentales, particularmente como consecuencia de los accidentes de tráfico.

¿Qué es lo peor que podría pasarme si sufro un episodio maníaco-depresivo?

La peor tragedia relacionada con el trastorno bipolar es que se trata de una enfermedad que puede impedir que usted viva como desea y realmente merece. En ausencia del tratamiento adecuado, la enfermedad bipolar le incapacitará para hacer uso de todos sus talentos y capacidades naturales, de suerte que nunca desarrollará todo su potencial.

El segundo mayor peligro derivado del trastorno bipolar es la pérdida de todo aquello que ha logrado en el transcurso de su vida. Durante los episodios maníaco-depresivos, las personas rompen con sus familias, destruyen sus matrimonios y se distancian de sus hijos, en algunos casos para siempre. He visto cómo algunas personas dilapidaban verdaderas fortunas, se quedaban embarazadas sin desearlo, contraían enfermedades, iban a la cárcel, se lesionaban o se quitaban la vida y causaban la muerte de otros en accidentes ocurridos durante episodios maníaco-depresivos.

¿Los enfermos del trastorno bipolar tienen más propensión al suicidio?

El suicidio es un problema de extrema gravedad en los enfermos de trastorno bipolar. El treinta por ciento de los individuos que padecen trastorno bipolar intentará suicidarse al menos una vez en su vida, siendo así que en el veinte por ciento de los casos culminarán su intento con éxito. Más aún: los intentos de suicidio frustrados pueden causar invalidez y lesiones irreversibles. Por fortuna, el riesgo de suicidio disminuye sustancialmente cuando el trastorno bipolar es controlado mediante tratamiento.

¿Puedo albergar esperanzas de cara al futuro?

Rotundamente, sí. Con la ayuda de un tratamiento adecuado, los enfermos de trastorno bipolar gozan de buena salud y pueden vivir conforme a sus expectativas, según el estilo de vida que quieren y merecen. Por primera vez en la historia disponemos de un amplio abanico de opciones y tratamientos efectivos para controlar el trastorno bipolar, y de hecho en breve se extenderá el uso de terapias de vanguardia todavía mejores (véase a este respecto el capítulo 3).

¿Qué puedo hacer hoy para controlar mi trastorno bipolar?

Mantenga su determinación y no flaquee, consiga un buen médico, observe un estilo de vida saludable, encuentre una medicación que funcione, satisfaga sus necesidades psicológicas, y busque estrategias para realizar aquellas cosas que el trastorno bipolar dificulta. Si lo desea, usted puede emplear este libro para averiguar cómo hacer todas estas cosas y muchas otras.

¿Por qué piensa que debo profundizar en el conocimiento de mi trastorno bipolar?

Es tan escasa la información realmente fiable y útil disponible sobre el trastorno bipolar que usted, el paciente, deberá convertirse en un experto tanto en su enfermedad como en su propio bienestar. Una vez que haya dado con un médico y un terapeuta que sean especialistas en la patología, procure utilizarlos para aprender todo lo que pueda. En última instancia, usted deberá convertirse en la fuerza impulsora de su propio tratamiento, pero poniéndose meramente en manos de la intuición o abandonándose al destino, sino tomando las riendas gracias a sus conocimientos.

¿Por qué habla usted del trastorno bipolar como si se tratase de una enfermedad? En mi opinión, soy una persona absolutamente normal.

Para diagnosticar el trastorno bipolar, los síntomas deben causar problemas en áreas importantes de su vida tales como el trabajo, los estudios, las actividades sociales y/o las relaciones con sus familiares y amigos. El trastorno bipolar será ciertamente una enfermedad siempre y cuando le impida desarrollar plenamente su potencial en la vida.

No obstante, si consigue controlar su trastorno bipolar por medio del tratamiento indicado para su caso, entonces podrá utilizar todo el espectro de sus capacidades y talentos naturales. Alcanzada esta fase, en mi opinión, usted seguirá padeciendo trastorno bipolar, pero no en grado suficiente para considerarlo una enfermedad.

Los ciclos del trastorno bipolar

Algunas personas con trastorno bipolar, pero no todas, experimentan un incremento dramático de sus síntomas en ciertas épocas del año. Son los llamados ciclos. Cuando la enfermedad se encuentra en sus fases iniciales, los ciclos son más irregulares; si bien, conforme la enfermedad alcanza su madurez, la mayoría de los individuos desarrollan entre dos y cuatro episodios durante las mismas épocas cada año. Si la enfermedad se agrava, el número de episodios experimentados por año aumentará de manera ostensible.

Alguien me dijo que padezco un trastorno bipolar de «ciclo rápido». ¿Qué significa eso?

Si usted padece más de cuatro episodios de manía o depresión en el transcurso de un año, se considera que sufre un trastorno de ciclo rápido. Todos los trabajos de investigación que pueda leer sobre el trastorno bipolar de ciclo rápido manejan esta definición.

Me han dicho que mi trastorno es de ciclo rápido porque tengo varios ataques de ira al día. ¿Es un diagnóstico correcto?

Cuando las personas sufren altibajos emocionales rápidos a lo largo del día, se dice que sufren labilidad emocional, no un trastorno de ciclo rápido. En honor a la verdad, los arrebatos de ira y/o depresión súbitos y breves son muy comunes en muchas situaciones mentales y emocionales. La inestabilidad emocional no prueba que usted padezca el trastorno bipolar.

¿La gente presenta otros síntomas entre los episodios maníaco-depresivos?

Sí. Entre estos episodios, los enfermos de trastorno bipolar suelen experimentar algunos síntomas tales como insomnio persistente, enojo, ansiedad social y dificultades en la comunicación y las relaciones personales. A menudo me encuentro con pacientes que se distraen fácilmente, que tienen dificultad para concentrarse en un tema o evidencian un pensamiento lógico deficiente. En ocasiones hay creencias ilógicas y obsesiones que perdurarán aun cuando los síntomas más evidentes hayan desaparecido. Por ejemplo: un marido podría sufrir un acceso de rabia obsesiva después de una discrepancia menor con su mujer, y mantener una actitud rencorosa durante varios meses, con independencia del dolor que pueda causar a sus familiares y del consecuente deterioro de su matrimonio. La probabilidad de que estas circunstancias se reproduzcan son mucho menores cuando el enfermo recibe el tratamiento adecuado.

¿Por qué algunas personas afirman en los foros *on-line* que se sienten perfectamente sin tratamiento? Dicen que soy un idiota porque recurro a la medicación.

Pienso que usted es un tipo listo y no un idiota. He estudiado infinidad de casos en los que el paciente asegura haberse curado por sus propios medios, pero nunca he encontrado uno en que esta afirmación fuera cierta. Por otro lado, he conocido a muchas personas que intentan probarse a sí mismas que se encuentran bien como resultado de proclamarlo insistentemente. Muchos enfermos de trastorno bipolar no experimentan ningún síntoma durante periodos más o menos prolongados, aunque, en ausencia del tratamiento adecuado, estos periodos de calma nunca duran.

Hace dos meses sufrí un episodio maníaco-depresivo. Recientemente abandoné la medicación y ahora me encuentro bien. ¿Estoy curado?

Uno de los rasgos diferenciales del trastorno bipolar es, precisamente, que los individuos pueden sentirse perfectamente entre sus ciclos. Todos querríamos pensar que su enfermedad ha desaparecido por arte de magia, aunque los estudios demuestran que las probabilidades de una recaída en los dos o tres meses siguientes al abandono de la medicación son muy altas.

La evolución en el tiempo

Por lo general, un trastorno bipolar *no tratado* empeora con la edad. En el caso de un trastorno bipolar incontrolado, el cerebro se deteriora en determinadas zonas, denominadas áreas prefrontal y temporal, en la amígdala y el hipocampo.

¿Cómo puedo evitar que el trastorno bipolar empeore con la edad?

Considero que cuando se controlan los episodios maníaco-depresivos, el proceso de empeoramiento de la enfermedad avanza más lentamente, pudiendo incluso detenerse. El empleo de la medicación correcta bien podría evitar la aparición de los episodios maníaco-depresivos. Es más: algunos fármacos pueden incluso estimular el cerebro para que crezca y repare las células cerebrales dañadas.

He oído que el trastorno bipolar «se quema» y desaparece con el envejecimiento. ¿Es verdad?

Yo también he oído esa historia. Sin embargo, al examinar pacientes con un trastorno bipolar «quemado», normalmente descubro que se trata de personas de edad avanzada notablemente incapacitadas a causa de los múltiples achaques y problemas de salud que sufren. Tan quemadas están que la salud mental es la última de sus preocupaciones.

¿Con qué frecuencia el trastorno bipolar desaparece por sí solo?

No he conocido a nadie cuyos síntomas del trastorno bipolar hayan desaparecido sin la ayuda de un tratamiento.

Las causas del trastorno bipolar

La enfermedad maníaco-depresiva puede encontrarse en cualquier país del mundo y en todas las culturas desde tiempos inmemoriales. Contraviniendo las teorías del pasado, el trastorno bipolar no tiene su origen en la penuria, la pobreza o la discriminación; tampoco resulta de la escasa educación o de una crianza deficiente; ni, desde luego, tiene su causa en un trauma infantil o en un abuso acontecido a edad temprana. Las presiones y el estrés que derivan de las circunstancias vitales no causan el trastorno bipolar, si bien es cierto que los síntomas de la enfermedad se recrudecen en situaciones de estrés.

¿Qué causa el trastorno bipolar?

El trastorno bipolar tiene sus causas en deficiencias psicológicas y bioquímicas de ciertas áreas del sistema nervioso encargadas de controlar el cuerpo, la mente y las emociones. Cuando alguien ha padecido trastorno bipolar durante muchos años, la enfermedad influye en sus hábitos de conducta y de pensamiento. Este «exceso de equipaje» también constituye una parte importante del trastorno bipolar. Una posible fuente de desequilibrio es la reactividad excesiva de la respuesta natural ante el estrés. El estrés provoca la liberación de determinados neurotransmisores, y estas sustancias agravan el trastorno bipolar.

¿Por qué siento que mi cuerpo se acelera o se ralentiza de manera imprevisible?

La adrenalina es una sustancia natural que libera nuestro organismo durante la respuesta ante el estrés. Si sus niveles de adrenalina fueran demasiado elevados, usted sentiría numerosos síntomas maníacos como, por ejemplo, aceleración interna, hiperactividad, ansiedad e irritabilidad. Si, por el contrario, sus niveles de adrenalina fuesen bajos, sentiría muchos síntomas de la depresión bipolar, tales como fatiga, escasa motivación y somnolencia creciente. (Nótese que adrenalina es el nombre comúnmente utilizado, pero que epinefrina y norepinefrina son sus denominaciones científicas correctas).

Algunas zonas situadas a mucha profundidad en el centro del cerebro, el llamado eje hipotálamo-pituitaria o HP, colaboran en el control de la producción de adrenalina. Si la zona HP sufre un desequilibrio, la producción de adrenalina puede elevarse en exceso, causando la manía, mientras que si desciende anormalmente, aparecerá la depresión. Así pues, un desequilibrio en la zona HP del cerebro es una de las posibles explicaciones de la enfermedad bipolar.

¿Por qué se alteran mis pensamientos cuando el trastorno bipolar entra en acción?

El trastorno bipolar plantea dificultades para retener o para desterrar los pensamientos de la mente consciente, un proceso al que me refiero con el término activación periódica (conmutación). Imagine que la mente consciente es una vivienda que sólo puede albergar entre cinco y diez pensamientos a la vez. Si la mente está ocupada y la casa está completamente llena, siempre que la puerta de entrada permita el acceso de un pensamiento no deseado, éste expulsará uno de los pensamientos existentes y ese pensamiento se perderá a través de la puerta. Bajo estas condiciones se hace muy difícil mantener alejados los pensamientos indeseados y retener en la mente consciente los pensamientos relevantes. Como puede ver, este problema de conmutación contribuye a que los enfermos de trastorno bipolar sean extremadamente vulnerables a las distracciones, las emociones fuertes y el pensamiento obsesivo. Con el paso del tiempo este déficit puede derivar en problemas de memoria, dificultades para concentrarse y seguir el hilo de las conversaciones, tendencia a interrumpir a los demás cuando están hablando y a desviarse del asunto central durante las conversaciones.

¿Es el trastorno bipolar una enfermedad hereditaria?

Generalmente, las probabilidades de que un niño cuyos padres padecen trastorno bipolar desarrolle la enfermedad son más altas. Los estudios demuestran que si su madre o su padre tienen trastorno bipolar, entonces las probabilidades de que usted desarrolle la enfermedad son siete veces más altas que las del resto de la población. Si su hermano o su hermana tienen esta patología, entonces el riesgo de que usted la desarrolle será quince veces superior al del individuo promedio. Si tiene un hermano gemelo con trastorno bipolar, el riesgo se incrementa radicalmente, siendo sesenta y cinco veces mayor que el del resto de la población.

¿Hay determinados genes portadores del trastorno bipolar que lo transmiten de padres a hijos?

Cuando los científicos comparan el ADN de los enfermos de trastorno bipolar con el ADN de otros miembros de su familia que no padecen la enfermedad, descubren que ciertos genes están estrechamente asociados con el trastorno maníaco-depresivo. Algunos de estos genes bipolares tienen nombre propio: 4p, 18p11, 11q2-23 y 22q.

Los científicos desconocen el modo exacto en que estos genes causan el trastorno bipolar, pero podemos aventurarnos a teorizar... Sabemos que la liberación de demasiada adrenalina al torrente sanguíneo puede simular los síntomas de la manía. Asimismo, sabemos que la liberación de escasa adrenalina al torrente sanguíneo puede simular los síntomas de la depresión. Por otro lado, su ADN es capaz de producir tres formas similares de interferones que afectan a la respuesta de la adrenalina, conocidos con los nombres de receptores alfa-2A, alfa-2B y alfa-2C. Si su ADN produjese más interferones alfa-2A, entonces podría activarse una mayor cantidad de adrenalina, intensificando así los síntomas maníacos. Sin embargo, si su ADN produjese más interferones de los tipos restantes, su respuesta de adrenalina se reduciría y usted podría experimentar síntomas depresivos. De manera análoga, una mutación común en el ADN receptor (serina en la posición 201) puede impedir que los nervios liberen ciertos compuestos similares a la adrenalina, dando lugar posiblemente a los síntomas depresivos. Éstos son ejemplos de cómo los cambios producidos en el nivel del ADN podrían alterar el funcionamiento de su cerebro y su sistema nervioso.

¿Qué otras áreas del cerebro podrían causar el trastorno bipolar?

Los expertos sospechan que el trastorno bipolar se activa en varias zonas del cerebro que están interconectadas y reciben los nombres de amígdala, lóbulo frontal, lóbulo temporal e hipocampo. Los estudios ponen de relieve que las células cerebrales de estas zonas mueren a una velocidad superior en los individuos con trastorno bipolar. También sabemos que las lesiones, los ataques de apoplejía o la epilepsia en el lóbulo temporal pueden originar síntomas semejantes a los del trastorno bipolar. Al examinar pacientes en las horas y los días siguientes a su primer episodio maníaco-depresivo, he descubierto problemas cognitivos asociados con el área correspondiente al lóbulo temporal. Esta circunstancia ayudaría a explicar por qué la mayoría de los eutimizantes (estabilizadores del ánimo) que bloquean el trastorno bipolar puede también emplearse para bloquear la epilepsia en el lóbulo temporal.

Asimismo, el hecho de sufrir un episodio maníaco o depresivo puede provocar cambios permanentes en las células nerviosas de la amígdala, de suerte que será más fácil que estas células se activen anormalmente. Este fenómeno recibe el nombre de potenciación. Una vez que la respuesta de estas células se vea alterada, la potenciación podrá extenderse por otras zonas del cerebro. Lo anterior sirve para explicar por qué los episodios maníacos incontrolados parecen agravar el trastorno bipolar de manera irreversible.

¿Son la manía y la depresión bipolares dos trastornos diferentes?

Es un error interpretar la manía y la depresión como si se tratara de dos trastornos independientes. La enfermedad bipolar subyacente es la causante tanto de la manía como de la depresión bipolares. Por tanto, es importante que estos estallidos bipolares sean tratados con eutimizantes, ya sean de naturaleza principalmente maníaca o depresiva.

¿Acaso la manía y la depresión bipolares son como dos polos entre los cuales se encuentra la normalidad?

No creo que el trastorno bipolar pueda compararse con una línea en cuyos extremos se encuentran la manía y la depresión, con la normalidad situada en su punto medio. Se trata de una cuestión importante porque, en caso de seguir este modelo, los médicos podrían combatir los síntomas depresivos bipolares con la medicación incorrecta, «al objeto de incentivar la manía en su paciente y así neutralizar la enfermedad». La experiencia me indica que esto sólo sirve para empeorar el trastorno.

En lugar de esto, yo contemplo el trastorno bipolar como una horquilla para el cabello, con la normalidad situada en un extremo y la manía y la depresión instaladas en el opuesto. Ésta es la única manera de explicar por qué los síntomas maníaco-depresivos aparecen frecuentemente al mismo tiempo. Además, cuando alguien ve su estado alterado desde la manía extrema, pasa directamente a la depresión extrema. Durante el tránsito entre ambos estados, el enfermo nunca pasa por el estado de normalidad. Por esta razón, tratar el desequilibrio bipolar subyacente con fármacos específicamente indicados para el trastorno bipolar ayuda a reducir la manía, evitando en primera instancia la aparición de los episodios depresivos. En el capítulo 3 le proporcionaré más detalles sobre las opciones farmacológicas para el tratamiento.

La manía bipolar

El término manía alude a todas aquellas experiencias mentales, emocionales y físicas que se engloban en la fase de activación del trastorno bipolar. Estos síntomas reciben el nombre de síntomas maníacos y, cuando son predominantes, esta condición se denomina episodio maníaco. Si se aprecian síntomas maníacos en presencia de síntomas depresivos, nos encontraremos ante un episodio mixto.

¿Cuál es la definición oficial de la manía? ¿Cuáles son los verdaderos síntomas maníacos?

La definición oficial del episodio maníaco, comúnmente aceptada y empleada en Estados Unidos, está registrada en la 4ª edición del *Diagnostic and Statistical Manual of Mental Disorders* (DSM-IV-TR), publicada por la American Psychiatric Association. En el apéndice A encontrará el texto íntegro. (El National Institute of Mental Health ha publicado una lista alternativa muy útil de los síntomas combinados de la manía, que puede consultar en el apéndice B.) Yo he adaptado para mis pacientes la definición de la manía que proporciona el DSM. Reza como sigue:

A. Un periodo definido caracterizado por un estado de ánimo anormal y permanentemente irritable, elevado y/o expansivo, que se prolonga al menos durante una semana.
B. Durante este periodo persisten o han estado presentes en un grado relevante tres o más de los síntomas siguientes (o cuatro si el estado de ánimo es únicamente irritable):

1. Ha disminuido la necesidad de dormir (por ejemplo, si se duerme sólo tres horas cada noche).
2. El paciente se muestra muy locuaz (podría interrumpir o terminar las frases de sus interlocutores y/o tener dificultades para dejar de hablar).
3. Tiene pensamientos muy rápidos (siente que los pensamientos se aceleran y compiten entre sí).
4. Se distrae con facilidad (las distracciones pueden asimismo afectar a la atención y/o la memoria).
5. Está demasiado concentrado en el trabajo, los estudios, las actividades personales o sexuales, y/o siente nerviosismo físico o agitación.

6. El paciente asume riesgos innecesarios tales como la conducción temeraria, el consumo compulsivo, las indiscreciones sexuales o la participación en negocios arriesgados.
7. Presenta una autoestima inflada, netamente distorsionada.

C. Los síntomas causan problemas en importantes facetas de la vida del enfermo, tales como el trabajo, los estudios, los actos sociales, y/o las relaciones con los familiares y amigos.

Es muy importante notar aquí que en la manía las emociones dominantes pueden ser (y a menudo son) la irritabilidad y el enojo. Muchos casos de manía son diagnosticados de manera incorrecta, porque generalmente se espera que el paciente presente un estado de ánimo eufórico. No por tener manía usted tiene que reírse constantemente, estar permanentemente feliz, eufórico o mostrar cualquier otra emoción de naturaleza elevada. Los síntomas más comunes entre mis pacientes son el mal humor, la irascibilidad, el discurso extremadamente rápido y una marcada tendencia a la distracción. Asimismo, tenga en cuenta que los síntomas maníacos forman parte del abanico normal de las emociones, si bien se manifiestan en grado extremo o muy exagerados.

La manía transforma a mi cónyuge en una persona diferente. ¿Acaso tiene una personalidad múltiple?

No necesariamente. La manía puede cambiar a los enfermos hasta el punto de actuar como si fuesen otra persona. Así y todo, como puede deducirse de la lista anterior, la manía puede producir variaciones en la atención, el grado de actividad, el estado de ánimo, los pensamientos y la actitud vital. Estas variaciones no son el reflejo de distintas personalidades. Todas, sin excepción, son aspectos del trastorno bipolar.

Supuestamente, los maníacos no pueden dormir, pero yo ni siquiera puedo despertarme por la mañana. ¿Cómo es posible que sea un maníaco?

En la manía severa, el enfermo puede dormir poco o nada durante el día o durante la noche. En circunstancias no tan graves, el patrón de sueño bipolar más común consiste en permanecer despierto toda la noche y sentir somnolencia a lo largo del día.

Permanezco despierto hasta las 3:00 de la madrugada todas las noches. ¿Acaso no soy una persona nocturna normal?

No existe un criterio único que permita diagnosticar el trastorno bipolar. Son muchas las personas que se sienten mejor y más activas a altas horas de la noche y que suelen definirse, sencillamente, como «personas nocturnas». Sin embargo, si usted permanece despierto toda la noche y al mismo tiempo cumple suficientemente los criterios para el diagnóstico de la manía, entonces usted es una persona nocturna *con manía*.

Mi yerno habla a una velocidad de vértigo. ¿Es un maníaco?

Cuando alguien habla excesivamente rápido, generalmente se dice que esto es debido a cuestiones culturales, regionales o familiares. No obstante, hablar aceleradamente puede también ser un indicador de la manía.

A veces pienso con tanta rapidez que mi boca es incapaz de reproducir mis pensamientos. ¿Puede esto considerarse manía?

Este fenómeno en virtud del cual los pensamientos se suceden tan rápidamente que uno no puede seguirlos, se denomina pensamiento competitivo. Cuando su discurso trata de reproducir sus pensamientos, avanzando implacablemente aunque tenga que interrumpir cualquier intento de intervención por parte de sus interlocutores, se dice que usted manifiesta la llamada presión del habla. Estos patrones de pensamiento son característicos de la manía.

Mi médico musitó entre dientes que soy una persona «tangencial». ¿Qué significa eso?

En la manía, el habla puede fluir de su boca en la forma de un torrente interminable. Esto, unido a la tendencia a la distracción, puede provocar desviaciones del tema principal durante su discurso (habla tangencial), o la pérdida total del hilo de la conversación (bloqueo). Si usted agrega demasiados detalles innecesarios, comentarios marginales, digresiones y extensas argumentaciones a su conversación, suele decirse que su habla es circunstancial.

Me han dicho que sonrío y que me río demasiado, incluso cuando estoy hablando sobre algo triste. ¿Es esto un síntoma del trastorno bipolar?

Aunque no forman parte de los criterios para su diagnóstico, las personas con trastorno bipolar suelen sonreír, escapárseles la risa tonta y carcajearse con frecuencia, involuntaria e inconscientemente. Cuando el tema de conversación es serio o triste, estas risitas y sonrisas pueden resultar muy llamativas a ojos de los demás. Los especialistas las llamamos emociones inapropiadas. Cuando las observo en mis pacientes, procuro ayudarles para que sean más conscientes de sus expresiones, de manera que sus intentos de comunicación resulten más satisfactorios.

¿Por qué tengo tantos pensamientos? Me distraen durante el día y no me dejan conciliar el sueño durante la noche.

Los pensamientos indeseados o recurrentes son un componente principal del trastorno bipolar. Durante el día, muchas personas logran enmascarar estos pensamientos distrayéndose con el trabajo y otras muchas actividades; pero durante la noche, cuando tratan de conciliar el sueño y descansar, estos pensamientos regresan con renovadas fuerzas para impedir que peguen ojo.

¿Los problemas de atención y la tendencia a la distracción son síntomas prominentes de la manía?

A menos que reciban el tratamiento adecuado, todas las personas con trastorno bipolar presentan algunos problemas de atención, generalmente derivados de su marcada tendencia a la distracción. Para el ojo entrenado, la tendencia a la distracción se revela en la forma de lapsus en la conversación, la pérdida del hilo y por sufrir interrupciones a causa de estímulos internos y externos. La tendencia a la distracción puede calibrarse mediante exámenes neuropsíquicos que utilizan el test CPT de Connor o el test Gordon de la atención. En estos tests, el sujeto se sienta frente a un ordenador o consola que le proporciona una serie de estímulos a diferentes velocidades y en distintas combinaciones. Seguidamente, un programa de *software* evalúa la tendencia a la distracción del sujeto. Estos tests suelen practicarse en los hospitales, los centros especializados en exámenes médicos o en las consultas de los médicos especialistas y los psicólogos.

Tengo una memoria horrible. ¿Puede esto deberse al trastorno bipolar que padezco?

La tendencia a la distracción característica del trastorno bipolar puede interferir con el flujo de información que discurre dentro del cerebro y redundar en una memoria deficiente. Particularmente, en esta patología se aprecia una marcada tendencia a olvidar los nombres, los números, las fechas, los tiempos, las cantidades, las distancias y otros detalles de naturaleza similar.

¿Qué hay de malo en ser maníaco? La última vez que sufrí un arrebato maníaco, limpié mi apartamento de cabo a rabo.

Esto es lo que yo llamo «el fenómeno del fregadero de la cocina». Cuando me entero de que alguien ha abandonado la medicación y acumulado tanta energía que al llegar a casa no se le ha ocurrido mejor cosa que limpiar el espacio bajo el fregadero de la cocina, lo primero que pienso es en averiguar si la manía está presente. El acometimiento de grandes proyectos como, por ejemplo, decidir súbitamente que va a pintar toda la casa, es otra pista a considerar. Por desgracia, estos proyectos casi heroicos suelen quedar inconclusos. A fin de cuentas, la manía causa más perjuicio que beneficio, especialmente cuando entra en escena la depresión bipolar.

Necesito la manía para terminar las cosas. Tengo que ser productivo.

Nos encontramos con la clase de distorsión característica de la manía. Recuerde que su principal deber para consigo mismo consiste en preservar su salud. Es un componente básico del respeto por uno mismo. Lo que necesita es acudir a su médico y averiguar qué es lo mejor que puede hacer para finalizar su episodio maníaco. A continuación, cuando sus pensamientos se tranquilicen, estoy seguro de que verá las cosas de manera diferente. Entonces y sólo entonces podrá utilizar y sacar el máximo partido de sus capacidades y talentos.

Me paso el tiempo obsesionado con el sexo y la gente famosa. ¿Estoy perdiendo la razón?

Asociar su persona con la gente famosa, los poderosos y/o las personas sexualmente atractivas, puede alimentar su necesidad de sentirse especial y de presentarse como especial ante los ojos de los demás. Aunque esto no figura en el criterio para el diagnóstico del trastorno bipolar, muchos pacientes maníacos evidencian esta preocupación por los personajes célebres y poco pueden hacer para evitar la aparición de estos pensamientos indeseados. Sea como fuere, existen medicaciones que sirven para que el enfermo recupere el control de sus pensamientos.

¿Por qué me obsesiono con alguien al que he visto una sola vez, hace ya muchos años?

He visto numerosas obsesiones, encaprichamientos, fascinaciones y atracciones sexuales por personas inverosímiles en los cuadros de manía. En ocasiones surgen obsesiones súbitas por amigos, vecinos y conocidos que hasta ese entonces no habían parecido importantes. Por lo general, estos pensamientos se desvanecen una vez que la manía remite o se controla.

Periódicamente salgo de compras y me gasto grandes cantidades de dinero. ¿Es esto una característica de la manía?

La manía suele producir un claro fervor consumista. En estos casos, siempre pregunto a mis pacientes si guardan en el armario prendas de ropa o zapatos que no se hayan puesto nunca o que aún conservan las etiquetas con el precio. Recuerdo un paciente que llegó tarde a mi oficina y con síntomas evidentes de manía. «Cuando venía hacia aquí», me dijo, «paré en una tienda y me compré un ordenador por valor de diez mil dólares. Lo divertido del caso es que no sé manejarlo». Puesto que la manía impide toda reflexión, estos comportamientos se antojan perfectamente razonables durante el episodio maníaco, un hecho que dificulta enormemente la neutralización de estos arrebatos consumistas.

Los criterios para el diagnóstico de la manía mencionan la falta de juicio. ¿Podría darme un ejemplo?

Una vez trabajé con una mujer que padecía trastorno bipolar y que decidió poner el destino de su próspera empresa en manos de su secretario. Le entregó las llaves de su oficina, le reveló la numeración de sus cuentas bancarias, los códigos y las contraseñas, y le dio acceso franco al dinero de la compañía. Pues bien, resulta que un día esta mujer acudió a mi oficina completamente desesperada porque su secretario se había llevado todo el dinero, había vendido los equipos informáticos y se había dado a la fuga. Mi paciente trabajó muy duro para reflotar su negocio. Ahora bien, para mi sorpresa, seis meses más tarde el secretario había reaparecido y recuperado el puesto con todas sus potestades y responsabilidades intactas. El razonamiento de mi paciente era el siguiente: «No concibo que pueda tener la desfachatez de robarme otra vez». Nada de esto habría ocurrido si mi paciente hubiera estado capacitada para ejercer su buen juicio natural, que se había visto nublado por el trastorno bipolar.

¿Funcionan alguna vez los proyectos gestados durante la manía?

Es frecuente que la manía le lleve a embarcarse en un negocio, realizar inversiones arriesgadas o proyectos financieros que denotan un juicio deficiente. Sin embargo, siempre existe una excepción a la regla general. Conozco a dos personas que discurrieron sendas ideas de negocio desde la manía en la misma época. Una de ellas ideó un servicio de cuidadoras de niños de corta edad al término de la jornada escolar. Esta mujer siguió trabajando en su negocio durante años una vez que pudo mantener su trastorno bipolar bajo control, y prosperó. La otra persona dilapidó su dinero invirtiéndolo en un proyecto que consistía en comprar joyas a través de los canales televisivos de venta directa para luego revenderlas mediante anuncios clasificados en los periódicos. Esta idea resultó un completo desastre financiero. La moraleja es que las ideas de negocio concebidas durante los periodos de manía a veces funcionan, pero sólo si el paciente consigue reponerse y trabajar su negocio de manera cabal.

¿Qué es la megalomanía?

Algunas personas con trastorno bipolar anhelan tanto la admiración y la aprobación de sus conciudadanos que construyen una imagen distorsionada de sí mismas. En su forma más simple, estos individuos pueden actuar como si fuesen importantes e imaginar que merecen consideraciones especiales y manifestaciones de reconocimiento por parte de la sociedad. En este caso, pueden contar historias exageradas sobre sí mismos o dejar entrever, más o menos veladamente, que poseen fortuna, poder, amigos influyentes, capacidades místicas o una condición espiritual superior al resto de los mortales. Cuando la enfermedad es severa, las personas con trastorno bipolar pueden llegar a creerse sus propias mentiras. Estos comportamientos responden a sentimientos íntimos de omnipotencia, a la creencia firme de que las normas y las convenciones sociales no les son aplicables, y a la errónea sensación de que son superiores a los demás.

Mi médico de cabecera me dijo que no puedo tener trastorno bipolar porque no actúo «como un loco». Tuve una experiencia muy similar con un amigo terapeuta. ¿Qué es lo que esperan ver los profesionales cuando un paciente maníaco acude a sus consultas?

La primera persona que conocí con trastorno bipolar encarnaba el estereotipo de la manía. Este hombre llegó al hospital en una limusina blanca interminable, de la que se apeó vestido con una traje de tres piezas de lino blanco reluciente, tocado con un sombrero de ala flexible de fieltro, calzando unos zapatos de charol blanco, y ataviado con una camisa de seda negra y una corbata blanca asimismo de seda. Avanzó pavoneándose por la calle, repartiendo sonrisas a cuantos pasaban por allí como si fuera el director del hospital. Al pasar frente a una cancha de baloncesto donde unos jóvenes estaban jugando un partido, entró en ella, agarró el balón, y lo lanzó desde una distancia considerable anotando una canasta limpia. Era tan exagerado y magnético que parecía recién salido de la ceremonia de entrega de los premios Oscar. Seguidamente atravesó las puertas del hospital, hizo una gran reverencia dirigida a todo el personal sanitario y exclamó: «¡Aquí estoy! ¡Y soy un *maníaco*!»

Luego de ver esto, tuve la certeza de que nunca tendría problemas para reconocer la manía. Afortunadamente, una clínica brillante, la Dra. Margarita Lermo, se acercó a mí y me susurró al oído: «Eso es lo que todo el mundo espera ver en un paciente maníaco. Pero no se engañe, porque los pacientes de trastorno bipolar que acudan a su consulta tendrán un aspecto tan normal como el suyo y el mío.» Tal como ella predijo, y aunque generalmente puedo reconocer la manía en mis pacientes, lo cierto es que ante los ojos de alguien no entrenado estas personas parecen normales y sanas. Por este motivo es posible que muchos profesionales bienintencionados le digan: «¡Claro que no! ¡Usted no puede ser un maníaco!».

Mi hermano me comentó que su depresión fue causada por la manía. ¿Es esto posible?

Hace una eternidad, muchos analistas creían que la manía era causada por una reacción abrupta ante la experiencia intolerable de la depresión. Actualmente, la mayoría de los médicos consideran que generalmente la manía precede a la depresión. Me parece razonable afirmar que, a medida que el episodio maníaco remite naturalmente, la fatiga y el agotamiento resultantes de la manía contribuyen a precipitar un bloqueo que acaba por desembocar en el estado de desactivación característico de la depresión bipolar.

La depresión bipolar

La depresión bipolar es un estado de inactividad donde la persona evidencia una escasa motivación, baja energía vital y buen apetito, lo cual redunda en una frecuente ganancia de peso y en somnolencia durante el día. En muchos casos la persona ni tan siquiera quiere levantarse de la cama. A menudo el paciente depresivo se expresa en estos términos: «Simplemente no puedo funcionar». Conocemos la existencia de la depresión bipolar desde principios del siglo XIX, si bien la nomenclatura ha cambiado. A modo de ejemplo: hace años la sintomatología de la depresión bipolar recibía los nombres de disforia histeroide y neurastenia. Y digo más: es probable que el término «depresión» no sea el más ajustado a la realidad dado que sugiere que la depresión mayor unipolar y la depresión bipolar son similares. Sin embargo, se trata de enfermedades distintas, localizadas en diferentes partes del cerebro y gobernadas por sistemas bioquímicos distintos.

El trastorno bipolar, ¿es principalmente manía o depresión?

El trastorno bipolar es fundamentalmente depresión. Casi el setenta por ciento de quienes padecen trastorno bipolar tiene depresión en algún momento. Los enfermos cíclicos pasan tres veces más tiempo en el ciclo depresivo que en el maníaco. Cuando se trata el trastorno bipolar de manera insuficiente, las personas pasan un promedio de cuatro meses al año en la fase depresiva. Además, los síntomas depresivos parecen incrementarse con la edad. Muchos individuos experimentan síntomas eminentemente maníacos durante su juventud, aunque con los años la enfermedad se manifestará mayormente en su forma depresiva.

¿Cómo se diagnostica la depresión bipolar?

Algunos doctores prefieren hacer un diagnóstico de la depresión bipolar basándose en la presencia de episodios cíclicos en el pasado. Algunos médicos, pocos, todavía creen que las depresiones mayor unipolar y bipolar son la misma enfermedad. Sin embargo, considero que la depresión bipolar presenta rasgos tan distintivos que normalmente puede ser diferenciada de otros tipos de depresión mediante un examen directo.

En la actualidad, la «depresión bipolar» no figura en el manual oficial para la diagnosis médica. «Ralentización física con o sin somnolencia excesiva» es la definición de la depresión bipolar que proporciona una de las mayores autoridades en esta materia: el *Tratado de psiquiatría* de Kaplan y Sadock (véase el capítulo 10).

Tras diez años de experiencia en la observación y el tratamiento de pacientes con trastorno bipolar, sospecho que el diagnóstico que los psiquiatras definen como «depresión atípica» es, en la mayoría de los casos, depresión bipolar. En todo caso, no todos los profesionales coinciden conmigo (todavía). La definición oficial de la depresión atípica queda establecida en el *Diagnostic and Statistical Manual of Mental Disorder*, en su cuarta edición (DSM-IV-TR), publicado por la American Psychiatric Association. La encontrará en el apéndice A del presente volumen. He adaptado esta definición de la depresión atípica (bipolar) para mis pacientes en los términos que siguen:

A. Un periodo de dos o más semanas caracterizado por un estado de ánimo decaído o deprimido durante buena parte del día casi todos los días, o un interés marcadamente mermado por casi todas las actividades, así como por el placer obtenido de éstas.
B. El estado de ánimo puede repuntar con las buenas noticias (aunque sólo sea durante unas pocas horas o incluso minutos.
C. Al menos dos de las circunstancias que siguen:

1. Un incremento de peso o en el apetito del paciente.
2. Una tendencia a dormir demasiado durante el día (llamada hipersomnia).
3. Sensación de fatiga y/o parálisis, hasta el punto de que la realización de las actividades cotidianas se antoja totalmente imposible.
4. Un patrón de vulnerabilidad emocional sostenida.

D. Estos síntomas causan problemas en áreas importantes de la vida tales como el trabajo, los estudios, las actividades sociales, y/o las relaciones con los familiares y amigos.

Otros rasgos que a menudo detecto en la depresión bipolar son: agitación, ansiedad, retraimiento social, tendencia a la distracción, procrastinación, incapacidad para iniciar y culminar proyectos, problemas de memoria y un claro deterioro del cuidado personal. El National Institute of Mental Health ha publicado una lista de los síntomas combinados de la depresión bipolar y la depresión mayor unipolar que podrá consultar en el apéndice B.

¿En qué se diferencia la depresión bipolar de la depresión mayor unipolar común?

Los síntomas más frecuentes de la depresión bipolar son la somnolencia durante el día, el aumento de peso, la fatiga, la escasa motivación y la vulnerabilidad emocional. En contraste, las personas que evidencian un cuadro depresivo común se suelen despertar muy temprano, no pueden volver a conciliar el sueño por la mañana, pierden peso y piensan constantemente en temas sombríos tales como la muerte y el suicidio.

¿Las personas con depresión bipolar tienen sobrepeso? No como nada, pero no dejo de engordar.

Muchos de mis pacientes con depresión bipolar han aumentado de peso aun cuando ellos aseguran que siguen dietas muy estrictas. La escasa actividad, el metabolismo bajo y un incremento del apetito bien pueden conspirar para que estas personas ganen peso durante la depresión bipolar.

Tengo depresión bipolar, y no puedo evitar devorar chocolate y carbohidratos sin control. ¿Padezco un desorden alimentario?

Usted ciertamente tiene un problema con la comida, pero esto forma parte del trastorno bipolar que padece y no requiere un diagnóstico diferenciado. En el contexto de la depresión bipolar se ha detectado un amplio abanico de problemas alimentarios. Por ejemplo: hace años los psiquiatras repararon en que la ingesta desmesurada de chocolate era muy común en lo que hoy conocemos como depresión bipolar. La experiencia me indica que esto adopta normalmente la forma de una ingesta voraz de helado de chocolate. En el capítulo 2 exploraremos pormenorizadamente algunas cuestiones relativas a la dieta.

¿La gente con depresión bipolar duerme todo el día y toda la noche?

En una primera etapa, la mayoría de las personas que sufren la depresión bipolar deja de dormir por las noches y siente somnolencia acusada durante el día. A partir de ahí, la enfermedad degenera progresivamente hasta que un día el enfermo no puede levantarse por la mañana.

Me paso el día aturdido, sumido en un estado de ensoñación persistente. ¿Había oído algo así antes?

Durante la depresión bipolar se produce un cambio ostensible de origen bioquímico en las funciones cerebrales. Durante el día, si no duermen, los enfermos con depresión bipolar suelen pasar el tiempo tumbados en el sofá o en la cama, en un estado de embotamiento constante, dormitando o soñando despiertos. Algunos individuos recuerdan las ensoñaciones diurnas y los pensamientos múltiples. Otros no recuerdan sus pensamientos o pueden experimentar lagunas mentales y pérdida de memoria.

Dilato las cosas una y otra vez. ¿Tiene esto algo que ver con la depresión bipolar?

La tendencia a dilatar las cosas y dejarlas para el último momento es un síntoma muy común en la depresión bipolar. Ocurre que su motivación es tan precaria que sólo el peligro al fracaso podría obligarle a finalizar un proyecto.

¿Soy una persona perezosa? No puedo levantarme ni para ir a trabajar, y no hago otra cosa que perder el tiempo todo el día.

Rotundamente no. Su depresión bipolar nada tiene que ver con la pereza. Es una enfermedad del sistema nervioso que bloquea su capacidad para mantenerse activo, con independencia de lo que usted quiera o intente. Esta cuestión suele aflorar cuando los familiares, amigos y empleadores tratan con individuos que padecen trastorno bipolar. Puesto que desconocen la verdadera naturaleza de esta enfermedad, pueden llegar a la conclusión de que usted es una persona indolente o perezosa.

Cuando estoy deprimido, me recluyo en casa y no contesto el teléfono ni el correo electrónico. ¿Podría tener una depresión bipolar?

Con bastante frecuencia la depresión bipolar causa aislamiento social, retraimiento e incapacidad para mantener una comunicación sana y fluida con los demás. Cuando es severa, podría asemejarse a la diagnosis de la agorafobia, aunque esta no presenta una historia clínica con síntomas bipolares. Esta clase de inhibición social puede torpedear las amistades, las relaciones familiares y el trabajo, aunque, afortunadamente, con la diagnosis correcta y el tratamiento efectivo de la enfermedad maníaco-depresiva, este retraimiento desaparece paulatinamente.

Me siento paralizado. ¿Por qué no puedo hacer nada?

Está describiendo un estado específico y comprensible tanto para usted como para otras personas con trastorno bipolar, pero con escaso significado para el público en general. La gente que padece trastorno bipolar suele emplear expresiones como «Me siento paralizado», «Estoy abrumado, superado por las circunstancias», «Soy incapaz de funcionar normalmente» y «No puedo hacer nada».

Esta condición anómala constituye una fuente de importantes problemas en la depresión bipolar. Puede estar relacionada con los centros cerebrales que controlan el movimiento consciente y la actividad, tales como la denominada *substantia nigra* del cerebro. Le pondré un ejemplo: en la enfermedad de Parkinson, la presencia en la *substantia nigra* de cantidades insuficientes de dopamina bioquímica, un neurotransmisor que desempeña un papel relevante en el trastorno bipolar, provoca una incapacidad de moverse e iniciar acciones. Felizmente, con el tratamiento adecuado este estado de parálisis suele mejorar significativamente en ambos trastornos.

¿Qué siente el enfermo de depresión bipolar?

Mucha gente asocia el término depresión con sentimientos de aflicción y tristeza profundas. Tristeza es, en efecto, lo que sienten casi todas las personas que padecen una depresión mayor unipolar. Sea como fuere, después de preguntar a mis pacientes con depresión bipolar, he podido constatar que, al contrario que los que tienen una depresión mayor unipolar, aquéllos experimentan una mezcla de emociones entre las que cabe incluir la tristeza, la desesperanza, la ansiedad, el pánico, el miedo, la irritabilidad y el enojo. En estos cuadros no siempre resulta fácil distinguir unas de otras.

La depresión bipolar comporta un dolor interior muy intenso, tan agudo que a menudo los individuos pasan días enteros llorando. Muchos se sienten inmovilizados, incapacitados para alcanzar los objetivos que se han propuesto.

Pero ¿la depresión no es igual para todo el mundo?

No necesariamente. Para empezar, el sentimiento depresivo es diferente en los dos trastornos. A modo de ejemplo: en una ocasión entrevisté a un terapeuta que había acudido a mí en busca de ayuda a causa de una depresión mayor unipolar:

W. B.: ¿Cómo se siente?
Paciente: Me siento deprimido. Usted ya sabe lo que quiero decir. Estoy triste.
W. B.: ¿Se siente ansioso?
Paciente: No. Me siento triste.

W.B.: Bien. ¿Siente usted pánico?
Paciente: No. Sólo me siento triste.
W. B.: ¿Se irrita con facilidad?
Paciente: (que ahora empieza a irritarse) No. Estoy deprimido, ¡idiota! Sólo siento tristeza, tristeza y tristeza. Nada más.

En contraste, las personas con depresión bipolar generalmente sienten una mezcla de ansiedad, pánico, pesimismo, irritabilidad, etc. Cuando relato esta historia a personas que padecen depresión bipolar, se muestran muy sorprendidas por la diferencia que existe entre lo que ellos sienten y la descripción que hizo este paciente de su depresión mayor unipolar.

Pero yo estoy ansioso *y* deprimido. ¿Qué me pasa?

Basándome en mi propia experiencia, pienso que muchas personas a quienes se les solía diagnosticar una «depresión ansiosa», en realidad tenían una depresión bipolar. El trastorno bipolar provoca inquietud y perturbación como resultado de generar pensamientos recurrentes e indeseados, y enfocar la atención sobre lo que traerá el futuro. Tanto la agitación como el nerviosismo físico son causados por el trastorno bipolar. Las personas con trastorno bipolar describen este sentimiento con expresiones muy variopintas: «Estoy en el filo», «Mi cuerpo no está bien», «No me siento cómodo en mi piel», etc.

¿Por qué estoy tan enfadado conmigo mismo? No he hecho nada malo.

El trastorno bipolar en sí mismo hace que usted se sienta deprimido, ansioso, iracundo, triste o apagado. Provoca la depresión como resultado de alterar las partes del cuerpo que controlan químicamente sus emociones. No obstante, cuando el trastorno bipolar nos provoca este malestar, al principio no caemos en la cuenta de que esto es la respuesta de nuestro cuerpo ante la enfermedad. En vez de eso, intentamos encontrar una argumento racional para justificar nuestra depresión y en última instancia nos criticamos sin tener motivos para ello.

Sé que cuando uno está deprimido es muy difícil hacer caso de las voces de aliento, pero, por favor, procure entender que usted no ha hecho nada malo. Usted sólo está experimentando los efectos físicos de una patología que ataca directamente a sus emociones, entre otras muchas cosas.

¿Es comparable el índice de suicidios en la depresión bipolar con los de otras enfermedades de índole emocional?

El suicidio es más común en la depresión bipolar que en la depresión mayor unipolar, los trastornos de pánico o incluso la esquizofrenia. Sin embargo, el índice de suicidios desciende sustancialmente con la ayuda del tratamiento adecuado.

Mi médico me diagnosticó una depresión «resistente al tratamiento», porque nada de lo que tomo funciona. ¿Podría tratarse en realidad de una depresión bipolar?

A menudo resulta muy difícil distinguir la depresión mayor unipolar de la depresión bipolar. Con bastante frecuencia me piden que examine a individuos deprimidos «con resistencia al tratamiento», personas que han tomado diversos fármacos antidepresivos sin resultados positivos. Pues bien, a la postre muchas de estas personas tenían una depresión bipolar que no fue detectada a su debido tiempo. Cuando se les administran los eutimizantes que se emplean para tratar el trastorno bipolar, su depresión mejora. Si esta situación le resulta familiar, coménteselo a su médico y/o considere la posibilidad de recabar una segunda opinión.

En el contexto del trastorno bipolar, ¿es difícil tratar la depresión?

Cuando la manía ha desencadenado un episodio depresivo, quizá sea demasiado tarde para tratarla normalmente y el asunto plantee algunas dificultades añadidas. En este caso, la psicoterapia y el tratamiento médico conseguirán aliviar los síntomas hasta que el episodio depresivo pase. A fin de cuentas, el verdadero tratamiento para el trastorno bipolar consiste en encontrar los fármacos adecuados que sirvan para evitar la aparición de los episodios maníacos y depresivos.

Los tipos I, II y III del trastorno bipolar

Los médicos han desarrollado un sistema de clasificación por tipos aplicable al trastorno bipolar, un intento por distinguir a los pacientes según los síntomas que presenten. El tipo I describe a quienes presentan ciclos maníacos y depresivos muy claros. El tipo II está referido a aquellos individuos cuyos ciclos son desiguales y que tienen, por ejemplo, síntomas fundamentalmente depresivos la mayoría del tiempo y síntomas maníacos con carácter esporádico. El tipo III es una categoría todavía no oficial, aplicable a las personas con trastorno bipolar cuyo primer episodio ha sido catalizado por los fármacos antidepresivos.

Parte de la razón de la existencia de categorías adicionales debe buscarse en el intento de superación de la concepción tradicional de esta patología, según la cual el trastorno bipolar siempre se manifiesta como un trastorno físico caracterizado por episodios claros de manía y depresión puras. Si bien estas categorías sirven para disipar parte de la incertidumbre que rodea al trastorno bipolar, todavía persiste una gran confusión tanto en la investigación como en la literatura sobre la materia. Esto se debe, parcialmente, al hecho de que muchas personas que padecen trastornos de la personalidad o lesiones cerebrales orgánicas quedan ahora incluidas en la categoría del trastorno bipolar del tipo II, aunque en realidad no padecen esta afección.

¡Tengo depresión, no un trastorno bipolar! Estoy deprimido la mayor parte del tiempo, y nunca jamás he experimentado una exaltación de mi estado de ánimo.

Aun cuando usted sólo experimente los síntomas de la depresión, es posible que tenga un trastorno bipolar del tipo II. Recuerde que usted no tiene que experimentar una exaltación de su estado de ánimo para sufrir la manía. Muchos maníacos experimentan estados de ánimo irritables (enojo) o expansivos o mixtos en lugar de euforia.

¿El tratamiento es menos efectivo para el trastorno bipolar del tipo II que para el trastorno del tipo I?

Algunos estudios así lo indican. No obstante, la población de pacientes del tipo II que actualmente sirven como sujetos de estudio incluye una mezcla de individuos que presentan problemas neuropsiquiátricos ajenos al trastorno bipolar, un hecho que supone un obstáculo a la hora de comparar los tipos I y II.

El episodio mixto del trastorno bipolar

La presencia conjunta de síntomas maníacos y depresivos recibe la denominación de trastorno bipolar con episodios mixtos. Si usted experimenta esta modalidad del trastorno, le aseguro que no es el único. Muchos individuos con trastorno bipolar experimentan estos episodios mixtos.

¿Es muy común el tipo «mixto» del trastorno bipolar?

Un estudio reciente demostró que el trece por ciento de los pacientes de trastorno bipolar presentaban síntomas mixtos. Sin embargo, esto no es equiparable a las observaciones clínicas. Cuando tengo la oportunidad de examinar y conocer en profundidad a mis pacientes con trastorno bipolar, invariablemente descubro que casi todos ellos presentan una combinación de síntomas maníacos y depresivos.

La diagnosis correcta

En cierta ocasión un amigo clínico me dijo desdeñosamente: «La *diagnosis* no *me* concierne». Otro colega me preguntó: «¿Qué necesidad hay de recordarle al enfermo que tiene problemas? ¿Acaso no puedes limitarte a ignorar las diferencias que existen entre las personas?».

Sería fantástico poder eliminar el trastorno bipolar con sólo ignorarlo. Sin embargo, usted no tardará en caer en la cuenta de que, si en verdad padece un trastorno bipolar, una diagnosis adecuada será de capital importancia para salvaguardar su bienestar. La obtención de un diagnóstico correcto puede significar la diferencia entre la administración del tratamiento adecuado y años de sufrimiento al verse inhabilitado para desarrollar sus capacidades y talentos naturales. Además, la diagnosis correcta puede evitar los tratamientos erróneos y/o peligrosos. La pericia a la hora de detectar cuándo empeora el trastorno bipolar servirá para combatir los brotes antes de que aparezcan.

¿Cómo podría detectar que un ser querido padece trastorno bipolar?

Durante un episodio expansivo o maníaco, el paciente presentará algunos de los síntomas que a continuación se relatan:

- Habla aceleradamente y con un volumen anormalmente elevado, o habla en exceso.
- Pasa las noches en vela.
- Inicia nuevos proyectos que nunca termina, y realiza viajes intempestivos y no planeados.
- Tiene pensamientos que compiten entre sí, y siente que se acumulan en su mente y lo atormentan, especialmente por la noche.
- Toma decisiones de forma impulsiva y se obsesiona con el trabajo o con las relaciones personales.
- Exhibe cambios súbitos en el aseo personal y su indumentaria, particularmente en las fases iniciales de un episodio.
- Asume riesgos innecesarios (como conducir a una velocidad excesiva), y evidencia otras desviaciones llamativas de su comportamiento habitual.

Durante un episodio de inactividad o depresivo, el paciente presentará algunos de los síntomas que se exponen a continuación:

- Somnolencia excesiva.
- Apetito exagerado y/o aumento de peso.
- Cansancio y escasa motivación, que dificultan el inicio y la finalización de tareas, incluso la de las más sencillas.

- Evita las situaciones sociales, eludiendo las llamadas telefónicas, el correo electrónico, o recluyéndose en su casa o en su dormitorio.

¿Cómo puedo afirmar con seguridad que padezco trastorno bipolar?

Busque un médico experimentado en el tratamiento del trastorno bipolar. Pídale que le haga una evaluación exhaustiva al objeto de determinar si usted padece la enfermedad y que le aconseje qué hacer para controlarla. Asimismo, le convendrá pedir referencias de un buen médico de familia o terapeuta, o acudir directamente a un especialista (preferiblemente un psiquiatra). Si precisa más información sobre cómo y dónde obtener ayuda, no dude en consultar los capítulos 4 y 10.

¿Qué debería hacer si sospecho que un ser querido tiene trastorno bipolar?

Lo único que puede hacer es ayudarle a obtener ayuda profesional especializada. Usted no tiene la formación de un especialista, ni sus conocimientos sobre el trastorno bipolar; en consecuencia, su rol no debería exceder sus capacidades, dado que esto podría afectar negativamente a la relación que tiene con esa persona enferma.

¿Cómo puedo saber si un médico está tratando mi enfermedad con la seriedad que merece?

Usted quiere que su médico se tome en serio el proceso de diagnóstico de su enfermedad, puesto que es una de las cosas más importantes que afectan a su vida. Procure encontrar un doctor que esté dispuesto a dedicarle entre treinta y sesenta minutos de su tiempo a fin de examinarle a conciencia antes de pronunciarse sobre su diagnóstico. En algunas ocasiones, tendrá que visitar al médico dos o más veces antes de que pueda hacer un diagnóstico certero. Una vez finalizado el examen, pídale que le explique exactamente lo que significa su diagnóstico, o en qué ha basado su decisión diagnóstica.

¿Qué observa usted durante el examen previo al diagnóstico?

En términos generales, yo empiezo el examen con un papeleo que se prolonga durante aproximadamente treinta minutos. Seguidamente, el paciente realiza algunos tests por escrito. Le pido que califique determinados rasgos de su persona y que registre algunas experiencias de tipo personal. Acto seguido, me siento frente a él o ella y charlamos un rato. Me intereso por la genealogía y la evolución de sus problemas, y trato de averiguar si algo en particular ha mejorado o empeorado sus síntomas. Entonces intento averiguar quién es mi paciente, cómo piensa y cómo siente, qué estilo de vida quiere llevar. Conversamos sobre lo que ha escrito previamente, y, si lo estimo oportuno, puedo practicarle algunos tests o estudios médicos adicionales. Finalmente, le explico mis conclusiones o, si todavía necesito recabar más información, le solicito que vuelva para una segunda entrevista.

¿Los médicos utilizan los tests escritos? ¿Qué hace usted?

Eso varía en función de los métodos de cada médico. Suelo pedir a mis pacientes que dibujen un sencillo árbol genealógico familiar. Asimismo, les pido que se califiquen según los criterios formales para el diagnóstico que publica la American Psychiatric Association en su *Diagnostic and Statistical Manual* (véase el apéndice A). Yo les entrego exámenes clínicos para la depresión, la ansiedad y los procesos de pensamiento obsesivo y psicótico, así como para evaluar la severidad de los síntomas que padecen. También les proporciono unos tests de personalidad. En ocasiones puedo plantearles determinados cuestionarios que he redactado y publicado yo mismo, y/o los someto a determinados exámenes neuropsiquiátricos.

¿Tendré que someterme a un examen físico?

Algunos psiquiatras aplican sus propios exámenes físicos, si bien otros (entre los que me incluyo) prefieren emplear los resultados que les proporcionan los exámenes físicos que suelen realizar los médicos de familia. Si existe alguna anomalía en los resultados de estos exámenes, o si es preciso practicar alguna otra prueba, seguramente se le remitirá a un especialista.

¿Tendré que hacerme análisis de sangre?

A menudo se incluyen análisis de sangre como parte del chequeo habitual del paciente. Es posible que su médico solicite un recuento de sus células sanguíneas así como pruebas para verificar el correcto funcionamiento de sus riñones, el hígado, la glándula tiroides y demás órganos al objeto de descartar otras patologías que imitan o agravan el trastorno bipolar.

¿Cómo puede estar seguro de un diagnóstico de trastorno bipolar? ¿Acaso el trastorno no se manifiesta de manera diferente en cada persona?

Las personas son distintas pero la enfermedad es la misma. Por ejemplo: si organizase una fiesta para cien personas completamente distintas que padecen trastorno bipolar, usted podría mezclase entre la concurrencia y oiría comentarios similares acerca del trastorno bipolar, en ocasiones empleando las mismas palabras.

¿Dónde puedo encontrar información fiable sobre el trastorno bipolar?

Salga a la calle y busque organizaciones que representen a enfermos de trastorno bipolar. Consiga y lea revistas, boletines y publicaciones especializadas. Acuda a las reuniones convocadas por las asociaciones relacionadas con el trastorno bipolar y la salud mental de ámbito local y nacional. Además, en el capítulo 10 de este libro encontrará una interesante relación de otros recursos útiles.

La diagnosis incorrecta

Un estudio reciente puso de manifiesto que casi el setenta por ciento de los pacientes con trastorno bipolar había sido diagnosticado hasta tres veces antes de recibir el diagnóstico correcto. Los diagnósticos incorrectos más comunes son la depresión mayor unipolar, el trastorno por déficit de la atención, los trastornos del sueño, los trastornos de la personalidad, el trastorno obsesivo-compulsivo, el trastorno por estrés postraumático, la depresión posparto, la esquizofrenia, el «estrés», los «nervios» y la «edad avanzada».

Un médico me dijo que era imposible que yo tuviera trastorno bipolar porque no había sufrido un episodio maníaco, y por ello me diagnosticó una depresión mayor unipolar. Luego tuve un episodio maníaco. ¿Significa eso que padezco trastorno bipolar?

Así es. Su trastorno bipolar fue confundido con una depresión mayor unipolar. Diagnosticar incorrectamente una depresión bipolar confundiéndola con una depresión mayor unipolar, es el error más importante que suele cometerse en el diagnóstico del trastorno bipolar. Algunos estudios insinúan que más de la mitad de las personas con depresión bipolar han recibido con anterioridad un diagnóstico erróneo de depresión mayor unipolar.

Una de las consecuencias más desafortunadas de esta diagnosis incorrecta es que la gente que padece una depresión bipolar podría recibir un tratamiento con fármacos antidepresivos (como Prozac, Zoloft o Celexa), que podría agravar su depresión bipolar disparando la manía y la psicosis, dos patologías capaces de desgarrar familias y arruinar carreras profesionales. Con los antidepresivos, la enfermedad bipolar puede incluso empeorar de manera *irreversible*, para el resto de su vida. Por esta razón, entre otras muchas, los médicos no deberían «tratar primeramente la depresión mayor unipolar, sólo para ver qué pasa».

¿Me cuesta prestar atención. ¿Será que tengo un trastorno por déficit de la atención e hiperactividad (TDAH), y no un trastorno bipolar?

El trastorno por déficit de la atención e hiperactividad (TDAH) es un estado de baja concentración y comportamiento impulsivo que se da tanto en niños como en adultos. Con todo, la falta de atención casi siempre aparece en el trastorno bipolar como consecuencia de la tendencia a la distracción que caracteriza la sintomatología de esta enfermedad.

El trastorno bipolar suele confundirse y ser erróneamente diagnosticado como TDAH. De hecho, un estudio reciente demostró que de una ingente muestra de niños a los que se había diagnosticado TDAH, más del veinticinco por ciento padecía en realidad trastorno bipolar. Los libros de divulgación científica a menudo crean más confusión, puesto que describen ambas enfermedades de manera muy vaga e imprecisa, otorgando al TDAH una predominancia que realmente no merece. Como resultado de esta diagnosis incorrecta, muchas personas con trastorno bipolar están recibiendo tratamientos farmacológicos que podrían menoscabar su salud notablemente.

¿Todo indica que yo cumplo los criterios para el diagnóstico del trastorno bipolar, pero me han diagnosticado un trastorno del sueño. ¿Qué tengo realmente?

Casi todas las personas con trastorno bipolar que he tratado tenían problemas de sueño, ya fuese porque dormían insuficientemente o porque dormían demasiado. Algunos pacientes que están siendo tratados de insomnio persistente y prolongado, bien podrían padecer un trastorno bipolar no diagnosticado. Sin embargo, los especialistas en trastornos del sueño no reconocen mayoritariamente el trastorno bipolar como una causa potencial de las alteraciones del sueño. Por este motivo es muy importante que usted encuentre un médico que sea plenamente consciente de los síntomas potenciales del trastorno bipolar, y que pueda proporcionarle una valoración y un diagnóstico bien informados.

La depresión bipolar causa fatiga y síntomas de somnolencia diurna, una necesidad imperiosa de dormir a ratos durante el día, y dificultad para levantarse por las mañanas. Si sus alteraciones del sueño se deben al trastorno bipolar, sin duda mejorarán con un tratamiento indicado para esta enfermedad. Procure que el médico que trata sus problemas del sueño y su psiquiatra se reúnan para consensuar un tratamiento que pueda resolver esta situación.

¿Por qué el médico del servicio de urgencias me dijo que tenía un trastorno de pánico si en realidad tengo un trastorno bipolar?

El trastorno bipolar causa un nivel de adrenalina muy elevado que puede parecer consecuencia de un trastorno de pánico u otro estado caracterizado por la hiperactividad. Esta diagnosis incorrecta es muy común, especialmente cuando usted acude a un nuevo médico que no tiene acceso a su historial médico. Las personas que padecen un verdadero trastorno de pánico no presentan un historial de otros síntomas bipolares.

Si usted experimenta ataques de pánico, pensamientos que le causan una honda preocupación, miedo y agitación, le sugiero que refuerce el tratamiento para su trastorno bipolar antes que combatir sus síntomas de pánico más inmediatos. Los sedantes y los antidepresivos que se emplean para tratar el trastorno de pánico podrían reportarle solamente un alivio breve o empeorar los síntomas de la ansiedad.

¿Qué es la hiperventilación? ¿Guarda alguna relación con el pánico que siento?

Cuando usted o las personas de su entorno se quejan porque sufren ataques de pánico, pregúnteles si sienten adormecimiento u «hormigueo» (parestesias) alrededor de la boca, en el rostro, en los dedos de las manos y/o en los pies. Estos hormigueos suelen ser signos de hiperventilación. En la hiperventilación, el individuo respira aceleradamente y presenta una alteración del equilibrio ácido/base del cerebro. La dificultad para recuperar el aliento, los mareos, y la sensación de estar frecuentemente al borde del desvanecimiento acompañan normalmente a la hiperventilación. A menudo se confunde la hiperventilación con el pánico; y puede aliviarse haciendo un esfuerzo concienzudo para respirar más lenta y cadenciosamente.

He oído que existe una enfermedad generalmente conocida como trastorno de ansiedad, cuyos síntomas parecen coincidir exactamente con los míos. Fui a ver a otra doctora y ella estuvo de acuerdo con mi apreciación. ¿Acaso podría confundirse con el trastorno bipolar?

En su mayoría, las personas que padecen trastorno bipolar presentan los síntomas del *trastorno de ansiedad generalizada* (TAG), entre los que cabe destacar la agitación, la inquietud, el nerviosismo, la tendencia al cansancio, la dificultad para concentrarse, la irritabilidad, la tensión muscular y los desarreglos del sueño. Estos síntomas son similares a los que derivan de un alto nivel de adrenalina. No obstante, las personas con TAG no presentan los síntomas restantes del trastorno bipolar conforme a lo descrito en el capítulo 1.

Un reputado investigador médico se quejaba, después de publicar un anuncio buscando personas con trastorno de ansiedad generalizada para realizar un estudio, porque «a la postre, una proporción muy significativa de ellos padecía trastorno bipolar y no el trastorno de ansiedad generalizada». Mis pacientes se lo podrían haber dicho.

He empezado a obsesionarme con determinadas cosas. ¿Podría mi trastorno bipolar haberse transformado en un trastorno obsesivo-compulsivo (TOC)?

Probablemente no. Los síntomas obsesivos y compulsivos son muy comunes en el trastorno bipolar. Los pensamientos indeseados y recurrentes constituyen un componente clave del trastorno bipolar. Las personas con trastorno bipolar son asimismo vulnerables a determinados comportamientos obsesivos, tales como contar los adoquines de la acera o las baldosas de la escalera de un edificio. Muy al contrario, el verdadero TOC no comporta un historial de síntomas de trastorno bipolar (véase el capítulo 1).

Si usted tiene trastorno bipolar, insista para que refuercen el tratamiento y a buen seguro sus obsesiones y compulsiones remitirán. Algunas psicoterapias y algunos tratamientos farmacológicos utilizados para combatir el TOC (como, por ejemplo, los antidepresivos) pueden agravar el trastorno bipolar. Conozco una mujer cuyo trastorno bipolar había sido tratado adecuadamente con estabilizadores del estado de ánimo durante veinte años. Por desgracia, cuando acudió a un joven doctor en prácticas, éste detectó su obsesión y modificó su diagnóstico de trastorno bipolar a trastorno obsesivo-compulsivo. Su tratamiento farmacológico fue igualmente modificado, un hecho que en última instancia contribuyó a que sufriese alucinaciones violentas de escenas bélicas y sangrientas atrocidades. Todas estas complicaciones quedaron resueltas una vez que retornó a la medicación inicial.

¿Por qué a mi hermano en un principio le diagnosticaron erróneamente una esquizofrenia y después le diagnosticaron trastorno bipolar?

Aunque las alucinaciones, los delirios y las emociones amortiguadas pueden ser consecuencia de un trastorno bipolar severo así como de la esquizofrenia, muchas personas que presentan estos síntomas son encasilladas en la categoría de la esquizofrenia. Con los años he podido comprobar que casi una cuarta parte de los pacientes con un diagnóstico de esquizofrenia crónica que he examinado tenían un trastorno bipolar no diagnosticado. Conozco numerosos casos de personas recluidas en hospitales psiquiátricos con una «esquizofrenia intratable» que se recuperaron después de haber sido tratados con una batería adecuada de eutimizantes.

Pensaba que tenía trastorno bipolar, pero mi otro médico me dijo que seguramente sólo tenía problemas de tiroides. ¿Una cantidad alta o baja de hormonas tiroideas provoca síntomas similares a los del trastorno bipolar?

Los enfermos de trastorno bipolar también pueden tener problemas de tiroides. Más aún: en la Facultad de Medicina todos los estudiantes aprenden que el hipotiroidismo (una cantidad insuficiente de hormonas tiroideas circulantes) se asemeja a la depresión clínica, siendo así que el hipertiroidismo (un exceso de hormonas tiroideas) se parece a la manía. Procure que su psiquiatra y su otro médico se reúnan para discutir el asunto.

Mi esposa no sale de casa. ¿Podría tener un trastorno bipolar con un cuadro de agorafobia?

El término agorafobia alude a una situación en la que la persona evita a toda costa salir de su casa y/o dormitorio. En cualquier caso, el retraimiento, la evitación social y la necesidad de aislamiento son sentimientos que también experimentan los enfermos de trastorno bipolar. Lo que distingue ambas enfermedades es que la verdadera agorafobia no presenta la misma historia clínica ni los demás síntomas del trastorno bipolar esbozados en las secciones previas. Los casos más severos de agorafobia que he tratado resultaron ser causados por una depresión bipolar grave. Estos individuos tenían paranoia y verdadero temor a la interacción social y la proximidad de otras personas. En muchos casos, estos pobres enfermos habían pasado buena parte de su vida recluidos en sus domicilios, tumbados en la cama o en el sofá. Las medicaciones que incorporan los antidepresivos que suelen prescribirse para la agorafobia podrían agravar el trastorno bipolar. Si su esposa ha recibido un diagnóstico de agorafobia aunque también presenta síntomas del trastorno bipolar, entonces le convendría consultar a un psiquiatra especializado en el trastorno bipolar para determinar si el diagnóstico es correcto.

Pienso que mis síntomas se ajustan mejor a la descripción de la fibromialgia, y mi neurólogo está de acuerdo conmigo.

Las personas pueden padecer ambos trastornos simultáneamente. Algunos de los síntomas de la fibromialgia se solapan con los de la depresión bipolar. Si la depresión bipolar es una posibilidad, pregunte a su neurólogo si le parece oportuno realizar una prueba con un eutimizante al objeto de averiguar si sus síntomas mejoran.

Estoy seguro de que tengo un síndrome de fatiga crónica (SFC). ¿Por qué debería tomar un eutimizante?

La fatiga severa presente en la depresión bipolar puede ser confundida con el síndrome de fatiga crónica. Si su médico le sugiere que tome un eutimizante, usted debería considerar seriamente esa posibilidad. Lo más importante es que usted se sienta mejor.

Creo que no tengo un trastorno bipolar. Pienso que estoy reaccionando naturalmente a las cosas que me pasan. Puedo señalar una causa para todos los síntomas que figuran en su lista.

Por supuesto que puede. El estrés procedente de nuestro entorno nos afecta a todos, especialmente a aquellas personas que padecen un trastorno bipolar. Uno de los objetivos más importantes del tratamiento del trastorno bipolar consiste en hacerle menos vulnerable a estas fuentes externas de estrés.

¿Cuál es el problema más común que suele confundirse con el trastorno bipolar severo a la hora de emitir un diagnóstico?

El consumo de drogas. Las dosis elevadas de metanfetamina, cocaína, y/o fenciclidina (PCP, polvo de ángel) pueden originar un comportamiento muy semejante al de la manía. Una vez, cuando trabajaba en el servicio de urgencias, traté a un jugador de baloncesto que se había intoxicado con PCP. Estaba hiperactivo, hablaba por los codos, incansablemente, y presentaba el aspecto de un maníaco de libro. En un momento de la entrevista dio un gran salto en el aire, atravesó el falso techo y no se le ocurrió mejor cosa que gatear por encima de nuestras cabezas durante varias horas antes de que pudiéramos persuadirle para que bajara. No obstante, este hombre no tenía un trastorno bipolar. Cuando se despertó al día siguiente por la mañana, había recuperado la normalidad, y opté por enviarlo de vuelta a su casa.

Tengo treinta años y acaban de diagnosticarme trastorno bipolar. ¿Por qué han tardado tanto en detectarlo?

Existen muchas razones posibles para esta tardanza en el diagnóstico de su trastorno bipolar. El presupuesto de las compañías aseguradoras y las organizaciones de la salud pública sólo permite que cada médico dedique unos pocos minutos a cada paciente. En términos generales, resulta difícil que los médicos de atención primaria, los médicos de cabecera y de familia, los ginecólogos o los internistas realicen un diagnóstico acertado del trastorno bipolar sin haber visto muchos pacientes de la enfermedad, o habiendo transcurrido mucho tiempo desde que trataron a estos enfermos en la Facultad de Medicina. Por su parte, los terapeutas generalmente no reciben una educación reglada en la diagnosis médica o psiquiátrica.

¿Por qué tendría que sufrir toda la vida cuando los fármacos me devuelven a la normalidad?

Ésta es la primera pregunta que muchos pacientes del trastorno bipolar se formulan una vez que comienzan a recibir un tratamiento efectivo y sus síntomas bipolares remiten. Su siguiente reacción suele ser el enojo y la indignación, ante la evidencia de que tantos enfermos son obligados a experimentar la iniquidad de esta patología, normalmente durante años, porque no fue diagnosticada o tratada debidamente.

El trastorno bipolar en nuestra cultura

Buena parte del estigma asociado con el trastorno bipolar está basado en el temor a la diferencia. Desafortunadamente, las personas que padecen trastorno bipolar contribuyen a este estigma con su vergüenza injustificada a causa de su enfermedad.

¿Por qué la gente siente incomodidad ante el trastorno bipolar?

En sí misma, la existencia del trastorno bipolar constituye un recordatorio de que todos sin excepción padecemos nuestra dosis particular de problemas emocionales y desequilibrios mentales. Las lesiones y las enfermedades crónicas no son tan amenazadoras cuando los pacientes presentan signos visibles de su patología, tales como el deterioro físico, los vendajes aparatosos o las cicatrices. Resulta fácil distanciarse de estos desdichados. Ahora bien, los enfermos de trastorno bipolar suelen ser individuos atractivos, inteligentes y profesionalmente exitosos. A ojos de los demás, la idea de que todos podríamos ser vulnerables a esa patología infunde un gran terror.

¿Cuáles son los conceptos erróneos más extendidos sobre el trastorno bipolar?

La televisión y el cine generalmente describen a las personas con trastorno bipolar como bestias violentas con ideas extrañas y un comportamiento netamente inmoral. Alternativamente, los individuos con trastorno bipolar suelen ser caracterizados como personajes místicos dotados con poderes sobrenaturales, o como enviados de Dios o del diablo.

¿Cómo podemos desembarazarnos de este estigma?

Indefectiblemente, el estigma se ve alimentado por la ignorancia y el miedo. Cuando la población esté más sensibilizada y conozca mejor la verdadera naturaleza de la enfermedad, el estigma se desvanecerá.

¿Nuestra cultura valora los atributos bipolares?

Definitivamente sí. Mientras muchas personas maldicen a quienes padecen trastorno bipolar, nuestra cultura casi venera los síntomas maníacos, tales como la energía desbordante, el carisma magnético, la adicción al trabajo, la capacidad de funcionar sin apenas dormir, la locuacidad desmedida y el apetito sexual insaciable. Si lo piensa con detenimiento, usted descubrirá que estos atributos forman parte de muchos de los héroes y las heroínas que aparecen en las pantallas de cine y en la televisión. En la vida real, sin embargo, este cuadro de atributos es consecuencia directa de la enfermedad maníaco-depresiva, y antes destruye que expande la vida de las personas.

En un libro leí que el trastorno bipolar te convierte en una persona más inteligente y creativa. ¿No son muchos los famosos que tienen trastorno bipolar?

Creo que la gestalt, un enfoque que aspira a la percepción del todo, y el pensamiento paralelo, la capacidad para procesar pensamientos similares al mismo tiempo, suelen estar bien desarrollados en la gente con trastorno bipolar. Estos talentos pueden estimular la capacidad para resolver problemas y aumentar la creatividad, pero la enfermedad también conspira para evitar que el afectado utilice sus talentos. Durante mucho tiempo ha habido especulaciones sobre la posibilidad de que genios como Fiodor Dostoievski, Vincent van Gogh, Orson Welles, y muchos otros padecieran trastorno bipolar. Aunque se convirtieron en figuras históricas relevantes, sus vidas estuvieron en gran medida marcadas por la tragedia.

En un sitio web de Internet se dice que algunos líderes mundiales como Julio César, Enrique VIII y Mussolini tenían trastorno bipolar. ¿Cómo pueden saberlo?

Busque en la historia de la humanidad líderes con un carisma casi magnético y una energía ilimitada, escasa necesidad de sueño, hombres de verbo fácil, con un deseo sexual desaforado y que se deterioraron mucho con la edad. ¿Eran personas bipolares? Esto le ayudará a elaborar su propio criterio.

¿Qué coste implica el trastorno bipolar para la sociedad?

El trastorno bipolar se encuentra entre las diez causas más importantes de discapacidad en todo el mundo. Millones de dólares del erario público se destinan a la hospitalización y los cuidados médicos de los enfermos de trastorno bipolar, un dinero que no sería necesario gastar si la enfermedad fuese reconocida y tratada en fases más tempranas de su evolución. Los hogares se disgregan, el amor se rompe, se despilfarran fortunas y los niños sufren lo indecible. El trastorno bipolar no tratado o mal diagnosticado se cobra un inmenso peaje que repercute en millones de personas en todo el mundo.

¿Cree usted que la economía, tal como está planteada, explota a las personas con trastorno bipolar?

Por supuesto. Consciente o inconscientemente, muchos negocios y corporaciones se aprovechan de los individuos que padecen esta enfermedad. Por ejemplo: los canales de venta de artículos por televisión (teletiendas) se aprovechan del consumismo impulsivo-compulsivo de los enfermos bipolares. La publicidad de los fabricantes de bebidas alcohólicas, caracterizada generalmente por la exhibición de poder, fama, riqueza y atractivo sexual, resulta especialmente atrayente para quienes sufren esta patología. Esa mezcla de grandiosidad, megalomanía, alcohol ilimitado y trasnoche tan característica de los casinos, hace estragos en los enfermos bipolares; particularmente apela a su inclinación a los juegos de azar y su adicción al sexo. Así, los casinos *on-line*, de dudosa catadura moral, se aprovechan de la obsesión bipolar y su tendencia a confiar en los demás. Los sitios web pornográficos explotan la impulsividad bipolar, el apetito sexual insaciable, la necesidad constante de estímulos y el ansia de gratificación inmediata. Las ofertas de préstamos gratuitos de fácil tramitación del tipo «demasiado bonito para ser verdad», los productos milagrosos para perder peso y las curas exóticas, explotan las fantasías de perfección de la población bipolar y su esperanza en un remedio rápido y definitivo. Queda, pues, muy claro que la explotación de la enfermedad maníaco-depresiva es un tren fácil para los sin escrúpulos y los negocios ética y moralmente reprobables.

¿Qué puedo hacer yo para ayudar a quienes padecen trastorno bipolar?

Cuando el trastorno bipolar ya está bajo control, muchos pacientes se sienten responsables y deciden hacer algo para ayudar a los demás. Si usted lo desea, inscríbase en las asociaciones de carácter nacional que defienden los derechos de los enfermos de trastorno bipolar ante el Congreso y en los parlamentos regionales. Lea revistas y boletines sobre el trastorno bipolar, especialmente aquellos publicados por organizaciones de ámbito nacional o internacional. Familiarícese con las cuestiones médicas y sociales que actualmente afectan a cuantos padecen enfermedad maníaco-depresiva. Redacte cartas y envíelas a los legisladores, las asociaciones de médicos y terapeutas, así como a los laboratorios farmacéuticos. Asista a conferencias y reuniones sobre temas relacionados con el trastorno y no dude en exponer sus vivencias en los grupos de apoyo. Participe en los *chats* que se organizan en Internet y en los foros de apoyo a los enfermos. Comparta la información recabada con los miembros de su entorno más inmediato. No dude en explicar pormenorizadamente las estrategias y los tratamientos que han funcionado en su caso. Sus hermanos y hermanas con trastorno bipolar le necesitan.

Capítulo 2
CAMBIOS SALUDABLES QUE DEBE INTRODUCIR EN SU VIDA *AHORA* PARA PALIAR LOS SÍNTOMAS DEL TRASTORNO BIPOLAR

Estimo que, una vez que la medicación y la terapia para el trastorno bipolar han sido implementadas, cambiar su estilo de vida y adoptar hábitos saludables es la mejor cosa que puede hacer para sentirse mejor. Estoy convencido de que introducir cambios en su estilo de vida puede reducir los síntomas residuales del trastorno bipolar entre un diez y un treinta por ciento. Y lo que es mejor: introducir cambios en su estilo de vida es un asunto relativamente fácil, seguro y completamente gratuito.

Por encima de todo, he descubierto que tomar bebidas alcohólicas, trasnochar, no comer con regularidad y trabajar en exceso son los hábitos que más comúnmente desestabilizan el trastorno bipolar.

El estrés controla el trastorno bipolar

El trastorno bipolar es una enfermedad íntimamente relacionada con el estrés. Dicho de otro modo: los síntomas del trastorno bipolar empeoran cuando el nivel de estrés aumenta. En consecuencia, es importante que usted trate de erradicar de su vida todas las fuentes de estrés y comprometerse a mantener las tensiones bajo control. Un tratamiento efectivo para el estrés puede revelarse como agua de mayo para quienes padecen trastorno bipolar, dado que constituye un mecanismo seguro y gratuito para controlar la enfermedad.

Por desgracia, convencer al paciente de que le conviene seguir un tratamiento para reducir el estrés resulta a menudo muy complicado. Cuando recomiendo a mis pacientes que reduzcan sus niveles de estrés, generalmente responden con excusas y argumentos absurdos para persuadirme de que eso es imposible. Me dicen: «No puedo recortar mi jornada laboral en dos horas», o «Tengo que trabajar hasta las tres de la mañana todos los días», o «Es prioritario que haga este proyecto extra. No tengo elección». En todo caso, lo que suelen decirme más a menudo es: «No se preocupe, doctor. Tan pronto como termine este proyecto tan importante el estrés desaparecerá de mi vida». Desafortunadamente, cada vez que mis pacientes finalizan un proyecto importante, otro parece ocupar su lugar. Es importante recordar que, si verdaderamente se lo propone, usted siempre encontrará razones para afirmar que reducir el estrés es difícil o imposible. En síntesis: si en verdad desea vencer al trastorno bipolar, usted debe establecer la salud como su máxima prioridad.

¿Qué es el estrés exactamente?

El término estrés se refiere a una reacción fisiológica del cuerpo que sobreestimula las glándulas suprarrenales, cuyo resultado es un aumento en la producción de hormonas esteroides del estrés tales como el cortisol, y de neurotransmisores del estrés como la adrenalina. Entre otras cosas, estas sustancias bioquímicas del estrés incrementan la presión sanguínea y provocan alteraciones en el riego sanguíneo, las reacciones cardiacas, el funcionamiento del intestino y la vejiga urinaria, afectando a la cadencia respiratoria, la temperatura corporal, la sudoración, la memoria y la atención, además de provocar temblores. Las hormonas del estrés sólo deben liberarse brevemente en situaciones estresantes. Sin embargo, en la vida moderna el estrés es un factor constante. Cuando los esteroides del estrés mantienen una elevada concentración durante mucho tiempo, pueden inducir alteraciones perjudiciales y definitivas en el cuerpo y en el cerebro. Más aún: algunos estudios han demostrado que las hormonas esteroides pueden matar neuronas cuando su concentración es muy elevada durante periodos de tiempo prolongados.

¿Podría darme ejemplos de casos en que el estrés puede tener consecuencias negativas para el cuerpo?

Podría citar unos cuantos: trabajar demasiadas horas, no dormir lo suficiente, acostarse muy tarde, trabajar bajo presión o en el último momento, sufrir un accidente o estar muy cerca de sufrirlo, y tantos otros de naturaleza similar. El estrés puede también derivar de experiencias agradables e intensas tales como casarse, organizar una fiesta de cumpleaños, hacer un viaje o tener un hijo.

¿Qué cantidad de estrés debería eliminar de mi vida para sentirme bien otra vez?

Le recomiendo que empiece por dedicar un 25% menos de tiempo a aquellas actividades que le reportan estrés. Por ejemplo: si su trabajo es la principal fuente de estrés y usted trabaja siete días a la semana, recorte su semana laboral a cinco días. Si está trabajando cincuenta y cinco horas a la semana, baje a cuarenta. Créame, usted puede hacerlo.

¿Qué relación existe entre el estrés, el trastorno bipolar y el sistema inmunológico?

La relación exacta no está muy clara, aunque sabemos que los sistemas inmunológico, hormonal y neurotransmisor están estrechamente relacionados. Por ejemplo: una inyección de ciertos compuestos que el sistema inmunológico produce naturalmente (llamados citoquinas inflamatorias) puede disparar la depresión. Del mismo modo que la administración de las hormonas del estrés que participan en la respuesta inmunológica.

¿Cómo es posible que sufra de estrés si prefiero trabajar toda la noche antes que dormir?

Como ya se dijo, el estrés está asociado con aquellas cosas o actividades que estimulan nuestro cuerpo en exceso. La secreción de esteroides del estrés acelera el ritmo cardiaco, eleva la presión sanguínea, provoca temblores en las manos, sudoración en el cuerpo y acidez en el estómago. En realidad, esto tiene poco que ver con que a usted le guste o no trabajar hasta altas horas de la noche, pudiendo ser perjudicial para su cuerpo y su salud.

Le sugiero que asista a un grupo de apoyo o también contectarse a un foro *on-line*. Pronto descubrirá lo mucho que los agentes estresantes externos incrementan, a veces severamente, los síntomas bipolares de otros enfermos.

Si consiguiera reducir el estrés en mi vida, ¿podría recortar la medicación?

Seguramente no necesitaría tomar demasiada medicación si decidiese trasladarse a Siberia y viviera solo en un refugio militar, devorando caramelos y viendo la MTV todo el día. Sin embargo, la mayoría de las personas con trastorno bipolar optan por vivir una vida mucho más compleja y con altos niveles de estrés. Si usted ha decidido vivir una vida con unos niveles de estrés típicos, muy probablemente tendrá que tomar la medicación *y* gestionar de manera eficaz las tensiones que soporta cada día con el fin de mantenerse sano.

La reducción del estrés y las técnicas de relajación

Le sugiero que aprenda una o dos técnicas de relajación, tales como la relajación muscular o la meditación. Puede realizar ejercicios de relajación diariamente para reducir su nivel global de estrés. Cuando sepa por anticipado que tendrá que afrontar una situación estresante, practique su ejercicio de relajación de forma preventiva. Si todo esto fracasa y usted se encuentra inmerso en una situación de mucho estrés, pida excusas, auséntese un momento y haga su ejercicio de relajación. No existe mejor manera de aprender a combatir el estrés.

¿Cuáles son las técnicas de relajación muscular?

El entrenamiento para la relajación muscular engloba una serie de ejercicios físicos encaminados a relajar su mente y su cuerpo. He aquí uno de los que yo uso. Siéntese cómodamente en una silla. Ahora tense todos los músculos de los dedos de los pies, los tobillos y las piernas. Ténselos tanto como pueda mientras respira de manera candensiosa, inspirando y espirando lentamente antes de relajarlos. A continuación, tense los músculos de las caderas y el abdomen tanto como pueda mientras inspira lentamente. Contenga la respiración por un instante, exhale lentamente y relaje toda la musculatura. A continuación, tense todos los músculos de sus brazos, manos y dedos mientras respira muy despacio. Contenga la respiración momentáneamente; acto seguido exhale y relájese. Por último, tense la musculatura de los hombros, el cuello y el rostro, e inspire lentamente. Una vez más, contenga la respiración por un instante, relájese entonces y exhale. Ahora analice su respiración con detenimiento. A medida que inspira el aire lentamente, imagine que está acumulando todo el estrés en el interior de su cuerpo. Acto seguido, exhale con lentitud, como si estuviera eliminando todo el estrés acumulado en su cuerpo. Repita este proceso al menos durante un minuto, aunque, si lo desea, puede hacerlo durante más tiempo. Puede recurrir a esta técnica periódicamente, dos veces al día si quiere, o cada vez que tenga que manejar una situación de estrés.

¿Qué es la meditación y cómo puedo utilizarla para combatir el estrés?

La meditación es un conjunto de ejercicios físicos, mentales y emocionales que han sido concebidos y testados a lo largo de varios miles de años con el propósito de modificar la manera en que experimentamos la vida. Para lograrlo, la meditación propugna un incremento del control que ejercemos sobre nuestros pensamientos, nuestros sentimientos y nuestro cuerpo físico. En el trastorno bipolar, la meditación puede ser muy útil porque nos sirve para relajarnos y reducir el estrés, así como para ejercitar nuestra capacidad de concentración y controlar el torrente de nuestra conciencia.

¿Hay alguna meditación especial que usted recomiende a sus pacientes?

Tengo un diseño muy particular que figura en mis tarjetas de visita. Mis pacientes las utilizan a modo de sencilla herramienta de meditación. Si le parece oportuno, no dude en fotocopiar esta página y recorte la tarjeta que aparece bajo estas líneas de forma que pueda llevarla consigo a todas partes.

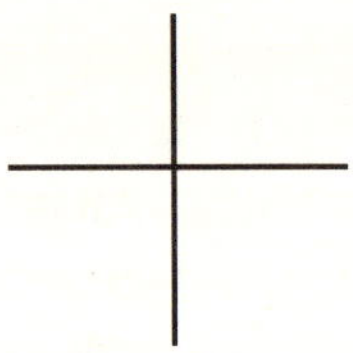

Manual del trastorno bipolar

Wes Burgess, doctor en medicina

Para empezar, observe con detenimiento las líneas cruzadas que aparecen en nuestra tarjeta. Utilice su imaginación para visualizar un cuadrado perfecto, muy pequeño, formado por estas dos líneas en el punto donde ambas se cruzan. Escudriñe la imagen hasta que consiga ver el pequeño cuadrado y luego concentre su atención en ese punto. Cada vez que detecte pensamientos aislados o emociones que le distraigan, transfiéralos a este pequeño cuadrado, hasta que sea la única cosa presente en su conciencia. Haga este ejercicio durante treinta segundos varias veces al día, y lleve consigo la tarjeta siempre que tenga que acudir a un entorno potencialmente estresante. De este modo podrá relajarse antes de que el estrés lo haya invadido por completo.

Otra forma de meditación muy sencilla se basa en la respiración. Siéntese en un lugar tranquilo e inspire con lentitud, contando pausadamente hasta cinco. Acto seguido, exhale muy lentamente con idéntica cadencia. Procure hacer esto durante sesenta segundos al menos dos veces al día y siempre que prevea que tendrá que hacer frente a una situación de mucho estrés. Si lo desea, incremente la frecuencia con la que realiza este ejercicio, pero no se presione demasiado. Esto no es un concurso. Se trata de conseguir relajarse, mejorar su salud y alcanzar una cierta paz interior.

La meditación es un ejercicio que suele asociarse con las religiones orientales, pero la experiencia me indica que puede ser compatible con cualquier otra confesión religiosa si se utiliza como técnica de relajación para nuestra mente, nuestro cuerpo y nuestras emociones. Si alberga dudas acerca de la conveniencia de mezclar la práctica de la meditación con sus creencias religiosas, localice un representante de su congregación que tenga conocimientos sobre la meditación y cuéntele sus inquietudes.

¿Hay algún tipo de meditación que me pueda ser útil para superar los pensamientos obsesivos?

Zazen es una forma de meditación que destierra todos sus pensamientos y limpia completamente su conciencia. Si consigue dominarla, usted pondrá freno a sus pensamientos obsesivos y podrá desterrar los pensamientos indeseados cuando aparezcan en cualquier momento del día. Algunas personas lo hacen naturalmente. Para ello, siéntese cómodamente en un lugar silencioso y tranquilo. Limpie su mente de todo pensamiento. Cuando aparezca un pensamiento, obsérvelo fijamente y descártelo; seguidamente dé paso al siguiente pensamiento. Llegará un momento en que el torrente de pensamientos se detendrá, quedando su mente en calma y vacía.

Quizá prefiera recurrir a alguien que le ayude durante el aprendizaje de esta técnica de meditación. Aunque la meditación zazen suele relacionarse con el budismo zen, lo cierto es que se trata de un ejercicio y no de una religión. He conocido sacerdotes, párrocos, pastores y agnósticos que conocen, practican y valoran enormemente la práctica del zazen. En el capítulo 10 del presente libro encontrará una relación de textos introductorios e informativos sobre el budismo zen.

Recuerde que la realización de estas meditaciones para la relajación no difiere de la práctica de cualquier otro ejercicio. Cuanto más practique, más fácil le resultará y mayores serán los beneficios que le reporte esta técnica. Vaya despacio al principio, sea paciente y deténgase si se siente cansado. Incremente la duración de las sesiones de meditación progresivamente.

¿Y si no consigo poner freno al torrente de mis pensamientos? Mi mente se acelera...

Si no consigue desterrar los pensamientos indeseados de su mente, haga lo que haga, entonces usted es una persona que se distrae con demasiada facilidad y sus pensamientos son demasiados repetitivos, incluso obsesivos. El siguiente paso consiste en hablar con su médico y cerciorarse de que está tomando suficientes eutimizantes u otros fármacos indicados para el trastorno bipolar capaces de frenar la afluencia de pensamientos indeseados.

¿Qué me dice de la hipnosis? Creo que, si fuese una terapia fiable, podría funcionar en mi caso.

Yo no recomiendo la hipnosis para el tratamiento de la enfermedad maníaco-depresiva. En el trastorno bipolar, siempre enfocamos nuestros esfuerzos hacia un mayor y mejor control de nuestros pensamientos y nuestras emociones, siendo así que la hipnosis es un proceso que pasa por la renuncia al control.

¡Despertad, durmientes!
El sueño y el trastorno bipolar

Los trastornos del sueño son un componente intrínseco del trastorno bipolar. Éstos pueden adoptar la forma de problemas más o menos periódicos, o crónicos, a la hora de conciliar el sueño, permanecer dormido, y al despertarse. Durante aquellos periodos en que la enfermedad permanece inactiva, los problemas del sueño generalmente se manifiestan en forma de dificultades para levantarse por las mañanas y fuerte somnolencia durante el día, un fenómeno llamado hipersomnia. En la depresión bipolar, donde la hipersomnia aparece combinada con síntomas de fatiga y baja motivación, muchos pacientes terminan pensando que lo único que necesitan es dormir profundamente y sin interrupciones durante una noche entera. En resumidas cuentas: la solución consiste en tratar el trastorno bipolar subyacente que está causando los problemas del sueño, y entonces los síntomas mejorarán.

En la manía, la incapacidad para conciliar el sueño suele exacerbarse cuando el enfermo permanece toda la noche en vela deliberadamente, viendo la televisión, navegando en Internet o realizando cualquiera otra actividad de naturaleza estimulante. Recuerdo que una vez entrevisté a una joven con trastorno bipolar que decidió acudir a mí porque padecía insomnio. Yo le pregunté: «¿Qué es lo que le impide conciliar el sueño?» «Normalmente los auriculares o un videojuego», me respondió con sequedad. «Me obligo a permanecer despierta toda la noche.»

¿Podría el insomnio desencadenar un episodio bipolar?

Una de las maneras más claras y seguras de provocar los síntomas maníacos consiste en permanecer despierto durante veinticuatro horas o más. Y a la inversa, la experiencia me indica que el sueño adecuado y regular reduce los síntomas del trastorno bipolar.

Mi problema es que duermo demasiado por las mañanas. Necesito tomar una píldora para despertarme.

Cuando escucho algo así, generalmente descubro que el problema estriba en que el paciente se acuesta demasiado tarde. Si usted invariablemente se acuesta de madrugada, no hay nada que pueda ayudarle a levantarse temprano por la mañana, sencillamente porque no está durmiendo lo suficiente. Acuéstese más temprano y, pasados algunos días, encontrará que le resulta más fácil levantarse a la hora. Si no consigue dormir bien, procure permanecer acostado, tranquilo y con los ojos cerrados.

En cualquier caso, si resulta que usted duerme diez o más horas cada día, es posible que padezca una depresión bipolar. En ocasiones será necesario esperar hasta que la depresión remita para que la somnolencia excesiva desaparezca. Hable de esto con su médico y vean si su trastorno bipolar puede tratarse más efectivamente para minimizar este problema.

Mi tío me dijo que si logro permanecer despierto veinticuatro horas seguidas, mis problemas de sueño desaparecerán.

Esta técnica podría ser útil para algunas personas que no sufren la enfermedad maníaco-depresiva; con todo, permanecer despierto una noche entera garantiza el agravamiento del trastorno bipolar y un deterioro de la salud en general. No obstante, es un consejo muy atractivo para aquellos pacientes maníacos que quieran permanecer despiertos de todos modos. Después de tratar a pacientes con dificultades para conciliar el sueño durante veinte años, le aseguro que esto sólo sirve para empeorar las cosas.

Ya no necesito dormir más, ¡y todavía me queda energía! ¡Estoy extático! Parece un regalo de Dios.

La manía hace que muchos individuos con trastorno bipolar piensen que no necesitan dormir, o que les basta con dormir unas pocas horas cada noche. Sin embargo, nadie puede mantener una buena salud si no duerme adecuadamente por las noches. Un descanso insuficiente supone un desgaste excesivo para el cuerpo, interfiere con nuestro rendimiento durante el día, bloquea la memoria, rebaja el umbral de los ataques, y es probable que acorte nuestra esperanza de vida. La solución no es otra que reforzar el tratamiento del trastorno bipolar de manera tal que la manía quede controlada y su tiempo de sueño recupere una cierta normalidad.

Hace seis meses no conseguía despertarme. Ahora no puedo conciliar el sueño. ¿Qué me está pasando?

Esto podría indicar que usted se está adentrado en un ciclo maníaco. En primer lugar, verifique si en su vida hay agentes que disparen la manía, tales como el estrés, las drogas o el alcohol, agentes que pueda reducir o eliminar usted mismo. Seguidamente, pregunte a su médico si le convendría tomar un tratamiento más fuerte para el trastorno bipolar al objeto de bloquear el episodio maníaco.

Cómo dormir bien toda la noche

Según parece, la génesis de los síntomas bipolares tiene que ver, en parte, con una alteración en nuestros relojes biológicos internos, los cuales preservan la sincronización de nuestros sistemas corporales. Muchas personas con trastorno bipolar describen síntomas que se asemejan al *jet lag*, que, como es sabido, es una falta de sincronización de los relojes biológicos. Dormir adecuadamente, y mantener buenos hábitos de manera rigurosa y sostenida en el tiempo, contribuirá a que todos los sistemas corporales funcionen al unísono.

Le sugiero que trate de acostarse todos los días a la misma hora, preferiblemente entre las diez y las once de la noche. De manera similar, le aconsejo que seleccione una hora para levantarse por las mañanas y se ajuste a ella disciplinadamente todos los días. Descorra las cortinas y encienda todas las luces cuando se despierte, con el fin de que su cuerpo reciba indicios más que suficientes de que ya ha amanecido. En verdad sorprende la cantidad de gente que afirma sentirse mejor, o cuyos ciclos bipolares son menos frecuentes, cuando logran ajustarse a un calendario de sueño adecuado. Nota: si modifica este calendario durante el fin de semana, podría no funcionar tan bien durante el resto de ella.

Estoy acostumbrado a salir por las noches en busca de diversión. ¿Cuándo podré ver a mis amigos?

Seguir hábitos de sueño saludables y salir con los amigos y acostarse de madrugada todos los días son conceptos claramente incompatibles. Usted podría pensar que sus amigos están sanos y que se sienten bien durmiendo únicamente tres o cuatro horas al día, pero ése no es su caso, en absoluto, ni el de la mayor parte de la población. Antes de contemplar las dificultades que le planteará seguir un calendario de sueño adecuado, trate de llevarlo a la práctica paulatinamente y compruebe sus beneficios.

¿Qué es la valeriana? Si padezco trastorno bipolar, ¿es conveniente que la tome?

La valeriana es el extracto de una raíz herbácea cuyo nombre científico es *Valeriana officinalis*. Esta hierba ha sido utilizada durante generaciones como inductor del sueño. Ninguno de mis pacientes con trastorno bipolar me ha comentado que haya tenido problemas con la valeriana, si bien no es lo suficientemente fuerte como para revertir el insomnio.

He encontrado el término «higiene del sueño» en Internet. ¿Qué significa?

Los profesionales que trabajan en las clínicas del sueño a menudo recomiendan un protocolo que intenta rebajar la tensión psíquica y garantizar que el entorno donde se duerme sea confortable y propicie el sueño sin interrupciones. Se refieren a él con la expresión «higiene del sueño». Por ejemplo: una buena higiene del sueño comportaría asegurarse una cama cómoda, un dormitorio silencioso y una temperatura ambiental agradable. Los clínicos del sueño recomiendan generalmente que el paciente sólo duerma en su dormitorio, y que no lo utilice para leer o ver la televisión, con el fin de que cada vez que entre en esa estancia su cuerpo reciba una señal clara e inequívoca de que es hora de dormir.

Es de suma importancia que usted se cerciore de que nadie le va a interrumpir durante el sueño. Active su buzón de voz o su contestador telefónico para recoger todos los mensajes y llamadas dirigidos a usted durante la noche, y no se levante de la cama para leer el correo electrónico. Si por cualquier motivo precisa levantarse por la noche para leer el correo, vuelva a la cama inmediatamente. Con demasiada frecuencia escucho comentarios del estilo «Pensaba que no podría conciliar el sueño, de modo que opté por permanecer despierto toda la noche viendo la televisión». Esto sólo sirve para fomentar los malos hábitos.

¿Hay algo que debería tener en mi habitación para conciliar el sueño más fácilmente?

La experiencia me dice que la presencia de una fuente de ruido puede ser útil para dormir, y en eso me incluyo. Los ventiladores son económicos y funcionan bien a estos efectos; además, se comercializan algunos modelos especialmente diseñados para generar ruido que pueden adquirirse a precios muy variados. Algunas personas prefieren utilizar almohadones grandes y suaves; otras prefieren las almohadas finas y una cama de colchón duro. La clave es dirimir qué combinación de estos y otros elementos se adapta mejor a sus necesidades.

¿Hay algún fármaco de venta sin receta médica que pueda ayudarme a superar mis problemas de sueño?

La difenhidramina (Benadryl) es un fármaco antihistamínico que suele emplearse para inducir el sueño. He llegado a la conclusión de que, cuando se utiliza de manera esporádica, no desestabiliza el trastorno bipolar. Sin embargo, provoca somnolencia prolongada. El Benadryl que incorpora un descongestionante podría causar agitación y estremecimiento. En consecuencia, será necesario cerciorarse de emplear productos que únicamente contengan difenhidramina en su composición.

¿Las comidas o el ejercicio físico podrían ser útiles para conciliar el sueño?

Si usted padece trastorno bipolar, no debería comer justo antes de acostarse, para así prevenir un sobrepeso contraindicado. El ejercicio moderado, como pasear diariamente por su barrio, sirve para dormir mejor, pero no en todos los casos. Haga la prueba y decídalo usted mismo.

He oído que los baños de vapor son buenos para el trastorno bipolar. ¿Qué opinión le merecen?

Muchas personas que padecen trastorno bipolar me han comentado que se sienten mejor cuando se dan un baño de agua caliente, acuden a una sauna o se someten a un baño de vapor. En estas cuestiones no tengo experiencia, pero me consta que hay quien duerme mejor si antes de acostarse se da un baño de agua caliente.

¿Qué método recomienda usted para conciliar el sueño?

Le sugiero que se meta en la cama, apague todas las luces, cierre los ojos, y limpie su mente de todo pensamiento durante treinta minutos. Utilice la meditación y los ejercicios de relajación que abordé anteriormente en este mismo capítulo. Si sigue sin poder desterrar los pensamientos de su cabeza, le recomiendo que hable con su médico y entre ambos valoren la posibilidad de reforzar su tratamiento farmacológico para el trastorno bipolar.

Siendo como es un experto, ¿qué hace usted para conciliar el sueño?

Me meto en la cama, cierro los ojos, y me imagino que acabo de heredar un edificio de apartamentos y que tengo que reunirme con todos los inquilinos. Voy de puerta en puerta presentándome, una actividad tan agotadora y tediosa que termino por caer rendido presa del sueño. Trate de usar esta fantasía para bloquear la entrada de aquellos pensamientos que le irritan o preocupan, impidiéndole descansar.

Los somníferos y el alcohol

Desafortunadamente, nuestra cultura ha incorporado la noción de que las pastillas para dormir son artículos de uso cotidiano. Es por ello que mucha gente piensa automáticamente en tomarse un somnífero cuando tiene dificultades para dormir o si se despierta durante la noche. Todas estas pastillas, tanto las que se despachan con receta médica como las que no, contienen sedantes que pueden alterar el ciclo natural del sueño, la actividad onírica y el sueño profundo, tan necesario para descansar.

¿Conseguiré dormir bien si recurro a somníferos que pueden adquirirse sin prescripción médica?

En mi opinión, las pastillas que se pueden comprar sin prescripción médica en cualquier establecimiento que no sea una farmacia son despreciables en el mejor de los casos. Lo afirmo porque, según su formulación, podrían agravar su trastorno bipolar. Por tanto, manténgase alejado de ellas.

¿Conseguiré regular mi ciclo del sueño con los somníferos que se despachan con prescripción médica?

En el trastorno bipolar, los efectos de los somníferos que se venden con receta médica suelen disminuir con el paso de las semanas. Las dosis tienen que incrementarse una y otra vez, lo cual redunda en una dependencia del fármaco y un empeoramiento del insomnio. He visto mucha gente con trastorno bipolar que ha desarrollado una fuerte adicción a ciertos somníferos como, por ejemplo, el tartrato de zolpidem (Ambien). En mi opinión, los sedantes no resuelven ningún problema en el marco del trastorno bipolar, y su uso podría causar complicaciones nuevas.

Si me tomo una copa de vino antes de acostarme, ¿conciliaré el sueño más fácilmente?

El alcohol es la sustancia más utilizada por la gente para conciliar el sueño, pero también es la principal causa de insomnio en general. Si verdaderamente se lo propone, usted puede beber y beber hasta caer dormido. Sin embargo, lo cierto es que el alcohol altera el ciclo del sueño y causa insomnio en los días siguientes. En una ocasión, un colega me mostró una gráfica de las ondas cerebrales (llamada EEG) de varios individuos registradas mientras dormían. En esta representación podían apreciarse nítidamente los efectos del alcohol aun varias semanas después de la última ingesta. Asimismo, usted debe ser consciente de que la mezcla de somníferos y alcohol podría ser un error fatal.

La nutrición y la pérdida de peso

Las personas con trastorno bipolar tienden a ganar o perder peso de forma bastante rápida. Normalmente ganan peso cuando están deprimidos y lo pierden durante la fase maníaca. Tanto la depresión como el aumento de peso tienden a agravarse con la edad, a menos que se haga algo para frenar esta tendencia. Durante los episodios maníacos, algunos enfermos están encantados con la falta de apetito y su facilidad para perder peso, pero inducir la manía con el propósito de controlar el peso puede ser una decisión mortal.

Algunas veces los individuos con trastorno bipolar desarrollan hábitos alimentarios que interfieren con la pérdida de peso. Los hábitos más extendidos que he observado en el trastorno bipolar son la ingesta de alimentos a altas horas de la noche y, muy particularmente, la ingesta de cereales para el desayuno a medianoche. Conozco varias personas que se muestran tan inflexibles con su tazón de cereales de medianoche que nunca conseguirán perder peso.

¿Cómo afecta la dieta al trastorno bipolar?

Todavía no está muy clara la manera en que la dieta y los alimentos afectan al trastorno bipolar. Todo indica que saltarse las comidas y pasar hambre provoca un gran desgaste a nuestro cuerpo, lo cual seguramente no será bueno para el trastorno bipolar. El trastorno bipolar también envía señales distorsionadas a nuestro cuerpo que podrían provocar ansiedad respecto de algunos alimentos. Además, determinados alimentos pueden tener efectos sobre sus sentimientos. A modo de ejemplo: sé de mucha gente con trastorno bipolar cuyo estado de ánimo puede variar radicalmente —a mejor— después de haber comido chocolate, carbohidratos, o incluso tras haberse zampado una opípara comida.

No existe una dieta especial o un esquema nutricional específico que sirva para tratar efectivamente el trastorno bipolar. Sin embargo, mi impresión es que una dieta rica en proteínas y baja en almidón no empeorará el trastorno bipolar y podría ser útil para paliar sus síntomas. Personalmente, recomiendo las proteínas de alta calidad tales como la carne de vaca y cordero, así como las fuentes de proteínas bajas en grasas como el pavo, el pollo, el pescado, el requesón desnatado, el yogur, y algunos otros quesos bajos en grasas (*ricotta*, fresco y mexicano). Los huevos son muy ricos en proteínas de fácil asimilación.

Así y todo, la recomendación más importante es que desarrolle hábitos alimentarios saludables y observe una dieta nutritiva y equilibrada. Si tiene problemas para consolidar hábitos alimentarios saludables, hable con su médico para que le recomiende un nutricionista cualificado.

¿Por qué ansío comer chocolate? ¿Tiene eso algo que ver con el trastorno bipolar?

El chocolate contiene compuestos como la teobromina, la cafeína y la trigonelina, que estimulan artificialmente nuestro cuerpo como resultado del incremento del nivel de adrenalina. Otro componente del chocolate, llamado feniletilamina, es similar en el plano estructural a ciertas drogas adictivas como las anfetaminas.

¿El azúcar agrava el trastorno bipolar?

Mis pacientes me han comentado que sienten hiperactividad o manía después de comer «azúcar», pero nunca me he topado con alguien que se haya «colocado» con azúcar de mesa, ingiriendo desmesuradamente este alimento a cucharadas. Dicho esto, sospecho que otra cosa provoca la hiperactividad que algunas personas sienten después de las comidas. Además del azúcar, la mayoría de las golosinas contienen estimulantes en forma de chocolate. Las barritas sanas y energéticas son muy similares: contienen mucho almidón agregado en forma de cereales. Los *donuts*, las tartas y los pasteles son alimentos muy ricos en almidón y grasas, además del azúcar que contienen. Si estos alimentos le hacen sentir hiperactivo, entonces evítelos en la medida de lo posible.

¿Por qué tengo tan pocas esperanzas de perder peso?

Es un rasgo muy común del trastorno bipolar que el paciente se sienta especialmente preocupado por su aspecto físico. Muchas personas con trastorno bipolar insisten en que no podrán salir de su casa hasta que pierdan algunos kilos o dejen de ser consideradas personas gordas. La carga añadida que supone este afán por perder peso inhibe a los enfermos de trastorno bipolar, hasta el punto de que optan por evitar las situaciones sociales y los encuentros con otras personas, no desean entablar amistad con nadie ni buscar un trabajo mejor. Disfrutará más y su vida mejorará si desde ya empieza a salir de su casa, antes de que consiga perder un solo kilo.

¿Seguir una dieta estricta afectará a mi trastorno bipolar? ¿Qué opinión le merecen las dietas Atkins y South Beach?

Mis pacientes con trastorno bipolar pierden peso gracias a dietas ricas en proteínas. Hasta la fecha, no me consta que estas dietas desestabilicen trastorno bipolar. Si usted padece el trastorno bipolar, antes de iniciar una dieta siempre debería comentar con un médico sus inquietudes sobre la salud, al objeto de asegurarse de que la dieta elegida sea adecuada para usted.

¿Qué más puedo hacer para controlar mi peso?

Indague en las asociaciones de ámbito nacional relacionadas con el trastorno bipolar, en los sitios web personales y profesionales, y frecuente los foros *on-line*. Comparta sus inquietudes relativas al peso y la dieta con otras personas con trastorno bipolar. De este modo averiguará qué es lo que verdaderamente funciona y lo que no.

¿Qué me dice de las píldoras para adelgazar? He oído que si las tomo, podré comer todo lo que quiera y todavía perder peso.

Lo lamento, no hay métodos mágicos para perder peso. La noción de comer todo lo que quiera y aun así perder peso no pasa de ser una fantasía inventada para vender píldoras dietéticas falsas. Y lo mismo puede decirse de aquellos anuncios que aseguran que usted perderá peso sin necesidad de hacer ejercicio físico. De hecho, las píldoras dietéticas estimulantes tales como la fentermina (Adipex e Ionamin), la benzfetamina (Didrex) y la metanfetamina (Desoxyn), así como las hierbas estimulantes, pueden agravar los síntomas de la depresión y desencadenar la manía o la psicosis en las personas que padecen trastorno bipolar. A mucha gente le gusta la energía que proporcionan estas píldoras dietéticas, pero los estimulantes que contienen estas pastillas también pueden provocar insomnio y suponer un grave desgaste para el corazón. Por tanto, es de capital importancia que se mantenga alejado de estas píldoras. Para incrementar su energía y perder peso, la opción más sana y efectiva es seguir una dieta equilibrada y hacer ejercicio físico con asiduidad.

Mi médico dice que mi sobrepeso está poniendo en riesgo mi salud. ¿Hay alguna medicación segura que pueda tomar para recuperarme?

Hay un fármaco nuevo llamado orlistato (Xenical) que se despacha con prescripción médica. Sirve para reducir la cantidad de grasa que el cuerpo absorbe a través de la comida y está indicado para quienes padecen un sobrepeso severo. Entre mis pacientes, aquellos que han tomado este medicamento han conseguido perder peso, aunque de una manera muy lenta y paulatina. Por otra parte, los pacientes que han participado en ensayos clínicos seguían perdiendo peso seis meses después del inicio del tratamiento con orlistato, y no lo han recuperado. Esto es una ventaja considerable porque generalmente se cree que si alguien consigue adelgazar y mantener su peso durante seis meses, las probabilidades de recuperarlo son mucho menores. Asimismo, los pacientes que toman orlistato han logrado iniciar programas combinados de dieta y ejercicio físico que hasta entonces estaban fuera de su alcance.

Algunas personas que siguen un tratamiento con orlistato tendrán gases, retortijones de vientre y/o diarrea, y ya no podrán tomar la medicina. Así pues, le recomiendo que consulte a un médico que esté familiarizado con el uso del orlistato y sus efectos secundarios.

Vitaminas, hierbas y otros complementos

Tras años de investigación y lectura ininterrumpidas, he llegado a la conclusión de que el trastorno bipolar y sus síntomas no pueden curarse con la administración de vitaminas o complementos. Sin embargo, este hecho no impide que los fabricantes y los vendedores aseguren justamente lo contrario. Por lo tanto, su tarea consiste en averiguar lo necesario sobre la enfermedad bipolar y los complementos saludables para beneficiarse así de su uso en la medida de lo posible sin resultar engañado. No baje la guardia ante las revistas, los sitios web y los médicos que ingresan sumas considerables vendiendo los productos que ellos mismos recomiendan.

¿Cuál es el programa vitamínico más sencillo que usted recomienda?

Yo recomiendo un plan de complementos muy sencillo y asequible cuyo objetivo es mejorar la salud en general. Las vitaminas que se toman una vez al día pueden adquirirse por su nombre comercial o también como productos genéricos en la mayoría de farmacias y parafarmacias. Suelo recomendar la toma de dos comprimidos vitamínicos una vez al día por la mañana para completar su nutrición. Esto servirá para garantizarle que su cuerpo recibe las vitaminas necesarias sin acelerarlo en exceso.

¿Hay tratamientos con plantas medicinales verdaderamente efectivos para el trastorno bipolar? ¿Son seguros?

Hay quienes aseguran que el aceite vegetal de onagra puede contribuir a disminuir la fatiga en la depresión bipolar, aunque en este sentido cabe señalar que ninguno de mis pacientes consideró que era lo suficientemente efectivo como para seguir tomándolo. Muchos de mis pacientes optan por los complementos con ácidos grasos omega y aceite de pescado. En términos generales, son adecuados para la salud cardiaca, aunque no está demostrado que sirvan para mejorar los síntomas del trastorno bipolar.

Mayoritariamente, las plantas medicinales presentan efectos secundarios e interacciones con otros medicamentos y complementos. Todo depende de la situación y de la dosis. En primera instancia, hable con su médico y averigüe si existe algún producto de herbolario que podría empeorar su salud o interferir negativamente con los fármacos que usted toma.

¿Recomienda la compra de plantas medicinales y complementos en la Internet? ¿Son productos realmente fiables?

Buena parte de la información que figura en Internet y otras fuentes sobre los remedios con plantas medicinales puede confundir o ser engañosa. La mejor referencia que he podido encontrar es la Natural Medicines Comprehensive Database, cuyo sitio web es http://www.naturaldatabase.com. Esta institución proporciona un servicio que resulta un tanto caro, si bien podría convencer a su médico para que se suscriba y le permita utilizarlo. Asimismo, comprar plantas medicinales o complementos en Internet puede ser peligroso, puesto que nunca sabrá exactamente qué contienen los complementos que está adquiriendo. Hable con su médico e infórmese de cuáles son las marcas más fiables.

Algunos profesionales de la salud me han ofrecido extractos glandulares para mejorar mi estado de ánimo y mis niveles de energía. ¿Funcionan?

Hace años que se comercializan preparaciones de glándulas de vaca y cerdo deshidratadas, aunque generalmente su poder curativo es escaso. Al margen de esto, su sola mención me provoca náuseas.

¿Hay algún problema si tomo vitamina A (betacaroteno) en grandes cantidades?

Tomar demasiada vitamina A puede ser peligroso para su salud, especialmente para el hígado. Ensayos clínicos importantes apuntan la posibilidad de que el betacaroteno incremente el riesgo de desarrollar un cáncer de pulmón. Y por lo menos existe un caso documentado de una persona que murió por ingerir una cantidad realmente excesiva de vitamina A.

Así pues, no se exceda. Hable con su médico para que establezca la posología que mejor se adapte a sus necesidades.

He oído que el té de hipérico, o hierba de san Juan es un tratamiento muy efectivo contra la depresión. ¿Lo es también para quienes padecen una depresión bipolar?

El té de hipérico o hierba de san Juan (*Hypericum perforatum*) ha sido ampliamente utilizado en Europa e incluso en los Estados Unidos como tratamiento natural para la depresión mayor unipolar. Sin embargo, su efectividad no ha sido todavía demostrada. Un estudio importante, perfectamente controlado, realizado en Estados Unidos concluyó que su uso no suponía ningún beneficio para los enfermos de depresión. Algunos de mis pacientes con trastorno bipolar han manifestado que cuando toman esta hierba se sienten más nerviosos, ansiosos e irascibles.

Si usted decide tomar té de hierba de san Juan, hable primero con su médico de familia o con su psiquiatra. El té de hipérico tiene muchas contraindicaciones e interactúa con no pocos fármacos. Además, podría contribuir a que su piel fuese más vulnerable a los rayos solares y, por tanto, al cáncer de piel.

Mi hermano toma ginseng para tener más energía. ¿Es bueno para quienes padecen trastorno bipolar?

El *Panax ginseng* se publicita y comercializa como producto estimulante muy beneficioso para la salud. No obstante, sus efectos estimulantes pueden ser perjudiciales para las personas con trastorno bipolar. Conozco un informe que relata el caso de un hombre que tomaba dosis moderadas de *Panax ginseng* que dispararon un episodio maníacopsicótico tan severo que tuvo que ser llevado al hospital con carácter de urgencia.

Mi médico deportivo me recomendó los enemas de colon para eliminar los venenos que causan el trastorno bipolar. ¿Entraña esto algún peligro?

Que yo sepa, ningún veneno causa el trastorno bipolar. Históricamente, los enemas se han comercializado para tratar un amplio abanico de problemas físicos y mentales, pero no existe demostración empírica de su eficacia en el tratamiento de la enfermedad bipolar.

El ejercicio físico

Hacer ejercicio de forma habitual y en condiciones adecuadas es importante para la buena salud del corazón y los pulmones, para controlar nuestro peso y combatir la fatiga. Mis pacientes me dicen que una cantidad razonable (no excesiva) de ejercicio físico realizado de manera habitual es buena tanto para la depresión como para la ansiedad.

¿Debería trazar un plan de ejercicio físico?

Le sugiero que haga ejercicio tres veces por semana durante veinte minutos al menos y cuarenta y cinco minutos como máximo. Si esto es demasiado para usted, entonces comience con ejercicios ligeros e incremente los tiempos gradualmente.

¿El ejercicio físico excesivo podría empeorar los síntomas del trastorno bipolar?

El ejercicio físico excesivo —por ejemplo, entrenamientos agresivos de cinco horas de duración realizados siete días a la semana— podría inducir un episodio maníaco-depresivo y/o prolongar el estado maníaco. El ejercicio físico excesivo también provoca cambios en la secreción hormonal, la pérdida de cartílago, alteraciones en el esqueleto y la musculatura y diversos problemas ortopédicos. En ocasiones resulta muy difícil determinar si una persona está induciendo la manía como resultado de hacer demasiado ejercicio o si, por el contrario, es la manía la que induce la necesidad de hacer más ejercicio. Desde mi experiencia clínica, le recomiendo un programa de ejercicio físico moderado para prevenir la aparición de un episodio maníaco, y mantenerse alerta tan pronto como detecte la necesidad de ejercitarse con más intensidad, dado que podría ser un indicio de que se está adentrando en la fase maníaca.

¿Puedo interrumpir la medicación si detecto una mejoría gracias al ejercicio físico?

El ejercicio físico sirve para que mucha gente se sienta revigorizada y más equilibrada en el plano emocional. Ahora bien, el ejercicio físico por sí solo no es suficiente para controlar los síntomas del trastorno bipolar. Es importante que usted siga tomando su medicación según lo indicado, además de observar un programa de ejercicio físico saludable y adaptado a su persona.

¿Qué opina de las bebidas isotónicas o para deportistas en el marco del trastorno bipolar?

Muchas de las que he examinado parecen agua azucarada. Considero que, en la mayoría de los casos, la mejor opción es beber agua pura y sin gas. Si se encuentra en peligro de deshidratación, ingiera muchos líquidos y pruebe las pastillas de sal, o beba zumo de tomate salado. Esto le servirá para aumentar el volumen de líquidos de su cuerpo.

¿El ejercicio físico no cura la depresión? Lo he leído en varias revistas de distribución nacional.

El ejercicio físico es bueno para la salud, pero en ningún caso «curará» su depresión bipolar.

La cafeína, el alcohol, las drogas y el tabaco

Nuestra cultura fomenta numerosos hábitos insanos y potencialmente adictivos, entre los que se cuentan el consumo de cafeína, bebidas alcohólicas, cigarrillos y drogas como la marihuana. Por desgracia, estas sustancias pueden ser especialmente perjudiciales para las personas que padecen trastorno bipolar, principalmente porque incrementan los síntomas bipolares y pueden incluso provocar los episodios maníaco-depresivos. Resulta muy alentador comprobar cómo los pacientes de trastorno bipolar experimentan una notable mejoría una vez que consiguen abandonar estos hábitos nocivos. Afortunadamente, muchas personas con trastorno bipolar pierden el interés en estos hábitos negativos cuando el médico consigue ajustar los eutimizantes a su caso particular.

Tomo mucho café. ¿El café es malo para quienes padecen trastorno bipolar?

Muchos de mis pacientes han notado una mejoría notable en su estabilidad emocional después de haber dejado de tomar café. Sabemos que las dosis elevadas de cafeína intensifican los síntomas maníaco-depresivos. Algunas personas con trastorno bipolar disfrutan de esa sensación de «viveza» que proporciona la cafeína, pero esto no es necesariamente bueno. Le recuerdo que el principal objetivo de todo aquél que lucha contra la enfermedad bipolar es alcanzar la paz, cierta satisfacción y la realización personal, y para ello no es necesaria la cafeína.

La cafeína es una sustancia adictiva que provoca un síndrome de abstinencia cuando no se consume. El café es el agente más común e importante en la adicción a la cafeína. Los tés helados generalmente incorporan alcaloides estimulantes en dosis suficientes como para afectar a su salud. La cafeína contenida en las bebidas de cola también podría causar complicaciones. Las tabletas para mantenerse despierto que se despachan sin receta médica en algunos establecimientos contienen grandes cantidades de cafeína.

Si usted es adicto a la cafeína y deja de tomarla de repente, seguramente sufrirá el síndrome de abstinencia. Los síntomas de esta abstinencia, tales como la fatiga y la sensación de congestión griposa, pueden prolongarse durante dos o más días. Con todo, muchos pacientes se sienten tan estables después de haber abandonado el café que no lo prueban nunca más. Unos pocos días de incomodidad son un precio más que razonable si se tienen en cuenta los beneficios que reporta esta decisión: una salud mejorada.

¿Tomar bebidas alcohólicas es perjudicial para el trastorno bipolar?

Los individuos con trastorno bipolar suelen reaccionar ante el alcohol como si se tratara de un estimulante, esto es, su agilidad mental incrementase, sintiéndose más felices, encantadores, seductores y sociables cuando se encuentran bajo los efectos de esta sustancia. En definitiva, se trata de efectos muy semejantes a los de la manía. Esta experiencia positiva contribuye a que la ingesta de alcohol se les antoje una actividad placentera. Ahora bien, el alcohol puede causar problemas graves en los pacientes con trastorno bipolar, particularmente en los casos de abuso. El ochenta por ciento de los individuos con trastorno bipolar tendrá problemas con el alcohol y/o las drogas a lo largo de su vida. El alcohol en dosis elevadas es tóxico para el cuerpo y para el cerebro. Y el consumo de alcohol en cantidad suficiente puede desencadenar la manía, la depresión, o incluso la psicosis.

Casi todos los fármacos empleados para tratar el trastorno bipolar incorporan una advertencia contra al consumo de bebidas alcohólicas. Ahora bien, dejar de tomar la medicación cuando uno sabe que va a consumir alcohol tampoco es una opción inteligente. En mi opinión, quienes padecen trastorno bipolar no deberían tomar más de una bebida alcohólica al mes. Muchas personas descubren que es más fácil controlarse frente al alcohol si lo abandonan por completo. A menudo las personas maníaco-depresivas tienen grandes dificultades para dejar el alcohol, pero su consumo puede ser un impedimento para el diseño de un tratamiento exitoso del trastorno bipolar. He trabajado con varias personas cuya reticencia a dejar de beber una o dos copas diarias convertía su enfermedad en intratable. Por suerte, muchas personas pierden el deseo de tomar bebidas alcohólicas una vez que consiguen ajustar correctamente las dosis farmacológicas.

Me preocupa abandonar por completo el alcohol. Perderé a todos mis amigos. ¿Qué puedo hacer?

Puede tomar bebidas sin alcohol cuando salga con sus amigos. Estoy seguro de que sus amigos apoyarán esta decisión. Sin embargo, no es infrecuente que la gente que intenta dejar de beber descubra que a sus compañeros de juergas les interesa más emborracharse que la buena salud de los demás. Si usted se relaciona con gente que no dudará en darle la espalda si decide abandonar el alcohol, entonces lo que necesita es encontrar mejores amigos.

Asisto a las sesiones de Alcohólicos Anónimos. ¿Es compatible este programa con el tratamiento del trastorno bipolar?

Rotundamente sí. Muchos de mis pacientes con trastorno bipolar han superado sus problemas con la bebida después de integrarse en Alcohólicos Anónimos. Estos grupos suelen reunirse en los hospitales y otros muchos lugares de su barrio o su ciudad. La estadística indica que usted no será el único paciente de trastorno bipolar.

Fumo marihuana todos los días, y me sienta mejor que cualquier medicación. ¿Puede esto mejorar mi trastorno bipolar?

He oído esta afirmación incontables veces. En apariencia, la marihuana hace más tolerables los síntomas de la enfermedad bipolar, pero lo cierto es que a largo plazo desestabiliza la patología. Además, la marihuana puede provocar depresión, complicaciones pulmonares y pérdida de la memoria, así como reducir la producción de hormonas sexuales. Es más, le recuerdo que su consumo es ilegal en muchos países. Estas razones deberían ser suficientes para persuadirle de que no merece la pena correr el riesgo si, padeciendo trastorno bipolar, decide consumir marihuana.

Aun en dosis reducidas, la marihuana puede agravar el trastorno bipolar. Muchas personas con trastorno bipolar sólo necesitan una o dos caladas de un porro para sentirse afectadas por esta sustancia estupefaciente.

¿Cuáles son los problemas derivados del consumo de cigarrillos en los pacientes con trastorno bipolar?

Está documentado que un consumo excesivo de tabaco ha provocado ataques de manía y psicosis en las personas con trastorno bipolar. Además, fumar puede disminuir de forma significativa la cantidad de medicación que alcanza el torrente sanguíneo, interfiriendo negativamente con la eficacia del tratamiento. Está científicamente demostrado que los cigarrillos son los culpables en estos casos, aunque sospecho que los riesgos son similares si usted fuma en pipa, cigarros puros, o si masca tabaco. En estos momentos nadie puede asegurar qué cantidad de tabaco puede tolerar un enfermo de trastorno bipolar sin que cause graves perjuicios para su salud. Sin embargo, sabemos que el tabaco disminuye la esperanza de vida y provoca enfermedades cardiacas, pulmonares y cáncer. A la vista de ello, ¿por qué arriesgar su salud? Si usted fuma, hable con su médico para que le explique en qué medida el tabaco interfiere con su medicación, y procure abandonar el hábito.

He intentado dejar de fumar varias veces, pero me resulta muy difícil. ¿Cómo puedo dejarlo definitivamente?

Si usted no consigue dejar de fumar, entonces es posible que se esté precipitando. Muchas personas se sabotean intentando hacerlo todo al mismo tiempo, una situación estresante que les lleva a perder los nervios. Sea como fuere, aprender a vivir sin fumar es un proceso gradual. Es por ello que usted necesita desarrollar herramientas día tras día para garantizar que podrá vivir el resto de su vida sin fumar. Afortunadamente, muchos de mis pacientes han logrado abandonar el hábito por sí mismos una vez que encontraron la medicación más adecuada. Para quienes estén verdaderamente dispuestos a abandonar el hábito, he desarrollado un método muy efectivo que les ayudará a olvidarse de los cigarrillos (véase la página siguiente).

Cómo dejar de fumar sin sufrimiento

Si usted ha intentado dejar de fumar y ha fracasado a causa del síndrome de abstinencia, o si sencillamente no quiere soportar el estrés y la incomodidad física normalmente asociados con el abandono del tabaco, siga los pasos que figuran más abajo. Casi con seguridad, usted podrá reducir o abandonar definitivamente el hábito sin por ello ganar peso o sufrir un síndrome de abstinencia severo.

- Póngase el objetivo de dejar de fumar totalmente o decida cuántos cigarrillos quiere fumar diariamente.
- Encuentre un paquete de tabaco vacío o compre uno nuevo donde guardar todos los cigarrillos que fumará cada día.
- Cuente los cigarrillos que fuma cada día actualmente y reste uno de ese número.
- Durante la primera semana, ponga todos los días ese número de cigarrillos en el paquete vacío.
- Fume únicamente los cigarrillos que deposita diariamente en el paquete, ni más ni menos.
- La semana siguiente, sustraiga un cigarrillo del número de cigarrillos que fumó diariamente la semana anterior, y ponga ese número de cigarrillos en su paquete cada día.
- Una vez más, sólo fume los cigarrillos que deposita en el paquete cada día, ni más ni menos, durante toda la semana.
- Siga fumando de esta forma, una cigarrillo menos cada semana hasta que alcance el objetivo que se ha marcado.

Por ejemplo: si ahora está fumando veinte cigarrillos al día, reduzca esa cantidad a diecinueve la primera semana, a dieciocho la segunda, a diecisiete la tercera, y así sucesivamente. Al cabo de cinco meses, usted habrá conseguido romper el hábito y dejar de fumar. Su cuerpo se lo agradecerá inmensamente.

Las modas saludables

Las ideas más extendidas sobre lo que es saludable varían con el paso del tiempo, de manera que muchas nociones populares puede ser rebatidas y/o revelarse peligrosas en última instancia. Por citar un ejemplo: un hombre con trastorno bipolar acudió a mi consulta un día por insistencia de su esposa. Me dijo que se consideraba una persona sana porque seguía todas las recomendaciones populares en este aspecto. Se ejercitaba cinco horas cada día, bebía dos litros de agua, sólo comía suplementos nutritivos saludables y había perdido veintitrés kilos. En realidad, era un hombre de gran estatura que pesaba poco más de cuarenta y cinco kilos. Lo cierto es que parecía un esqueleto andante. Tenía la tez pálida y macilenta, y lucía unas enormes bolsas oscuras alrededor de sus ojos. Cuando no estaba haciendo ejercicio, daba vueltas sin cesar alrededor de su casa devorado por la angustia. Se había esforzado por seguir todas las recomendaciones «supuestamente» saludables que dictan la sabiduría popular, la televisión y los libros de moda. Así y todo, estos consejos lo habían trasformado en una persona enferma.

He leído sobre tantos métodos alternativos nuevos... ¿Hay algún método verdaderamente rápido y fácil?

Soy consciente de que si usted padece trastorno bipolar, tener paciencia es difícil, pero lo cierto es que tratándose de la salud, y de esta patología en particular, los milagros no existen. La mejor manera de afrontar su situación consiste en practicar un estilo de vida moderado y no perder el tiempo ni poner en peligro su salud con soluciones mágicas. No se haga ilusiones y créame, si existiese un tratamiento nuevo, seguro y realmente efectivo para el trastorno bipolar, habría inundado la prensa médica especializada. Todos los médicos querrían subirse al carro para tratar mejor la enfermedad maníaco-depresiva.

En una ocasión trabajé con un grupo de amigos que padecían trastorno bipolar. Un día recibí una llamada. Alguien me informó de que ya no pensaban volver por mi consulta. Decían que ahora estaban tomando té verde y que se sentían mejor que nunca. El té verde, según ellos, era mejor que cualquiera de mis tratamientos farmacológicos. Al cabo de unas seis semanas, todos acudieron a mi consulta para reanudar sus viejos tratamientos. A la postre resultó que todos habían experimentado una aparente mejoría con la ingesta de té verde, si bien el trastorno bipolar se había agravado paulatinamente, tanto así que llegó un momento en que ya no podían funcionar como antes. Sólo entonces entendieron que lo más conveniente era retomar la medicación.

Seis pasos para reducir los síntomas del trastorno bipolar

1. Reduzca en la medida de lo posible la cantidad de estrés que soporta cotidianamente.
2. Duerma lo suficiente sin hacerlo en exceso.
3. Adopte hábitos saludables en lo que concierne a las comidas y controle su peso conforme a lo indicado por su médico.
4. Atienda a todas sus necesidades nutricionales.
5. Haga ejercicio físico asiduamente y con moderación.
6. Evite los hábitos y las sustancias que empeoran los síntomas del trastorno bipolar, tales como la cafeína, el alcohol, la nicotina y las drogas.

¿Puedo tomar los productos que no precisan receta médica, a la venta en mi parafarmacia, en la televisión o en Internet?

Los preparados comerciales que se despachan sin receta médica, y que suelen ser considerados seguros, no han sido testados específicamente en pacientes con trastorno bipolar. Se sabe que muchos remedios de venta libre agravan los síntomas del trastorno bipolar, desencadenan la manía y pueden incluso provocar la psicosis. Entre ellos cabe incluir los descongestionantes, los medicamentos para el asma, los jarabes para la tos, y los medicamentos para el resfriado que contienen adrenalina (epinefrina) o compuestos similares tales como la efedrina, la pseudoefedrina o la fenilpropanolamina (que ahora está prohibida en Estados Unidos).

Mientras que muchos de mis pacientes afirman haber tenido problemas con los antihistamínicos, estos productos suelen ser necesarios para aliviar los síntomas de las alergias. En este momento, mis pacientes parecen sentirse mejor con la loratadina (Claritin) sin descongestionantes añadidos. La difenhidramina (Benadryl) es mi segunda opción en el caso de los pacientes maníaco-depresivos, aunque es cierto que puede causar somnolencia.

Capítulo 3
EL TRATAMIENTO MÉDICO PARA EL TRASTORNO BIPOLAR

En este momento concreto de la historia de la medicina, cualquier tratamiento exitoso del trastorno bipolar tiene que estar fundamentado en el uso de fármacos. Dicho esto, le convendrá conocer los medicamentos disponibles en el mercado y entender las diferentes ventajas que proporcionan; de este modo podrá dilucidar con su médico cuáles son los que mejor se adaptan a su caso. Aquí abordaremos los eutimizantes, los medicamentos atípicos, los fármacos para la ansiedad, y otros menos conocidos que sirven para mejorar los síntomas del trastorno bipolar. También encontrará información sobre los medicamentos que, aunque se despachan con prescripción médica, agravan el trastorno y deberían evitarse. Igualmente, descubrirá algunos medicamentos de próximo lanzamiento al mercado que prometen un enfoque novedoso y mejorado del tratamiento. Y para terminar, conocerá diversos tratamientos médicos para el trastorno bipolar, algunos nuevos y otros ya contrastados, que no requieren el uso de fármacos.

Los eutimizantes

La mayoría de las medicaciones de probada eficacia en el tratamiento del trastorno bipolar se incluyen en una categoría de fármacos que se denominan eutimizantes o «estabilizadores del estado de ánimo». Los eutimizantes reducen todos los síntomas bipolares como resultado de incidir directamente sobre las células cerebrales que causan el trastorno bipolar. Además, son el único tratamiento conocido que sirve para evitar la aparición de los episodios maníacos y depresivos. Los fármacos estabilizadores del ánimo detienen el torrente de pensamientos innecesarios, contribuyen a disipar la «neblina» mental y aclaran la mente. Pueden reducir también la tendencia a la distracción, mejorando con ello la atención.

Los eutimizantes pueden controlar el humor, minimizar la ansiedad y la agitación, así como disminuir la frecuencia y la gravedad de los episodios de ira. Los estabilizadores del humor posibilitan que el sistema nervioso funcione como debe, de manera tal que el paciente pueda comportarse como quien realmente es.

Aunque se comercializan muchos eutimizantes distintos, con los años sólo tres han demostrado su efectividad en el tratamiento del trastorno bipolar y la prevención de su recurrencia: la carbamacepina, el valproato y las sales de litio.

¿Qué hacen los eutimizantes en el cerebro?

Todos los fármacos de esta categoría bloquean determinadas partes de las membranas neuronales (los canales del sodio) con el fin de que estas células se activen al ritmo normal. Asimismo, existen algunas pruebas científicas que confirman que la carbamacepina, el valproato y las sales de litio pueden servir para proteger y/o para facilitar el crecimiento de nuevas células cerebrales sanas en los adultos. Algunos estudios señalan que la lamotrigina puede proteger también las neuronas frente a posibles lesiones. Los eutimizantes, especialmente la carbamacepina, suelen utilizarse tras una lesión cerebral como parte del proceso de recuperación. El alcance global de estos hallazgos científicos recientes todavía no ha sido explorado.

¿Los estabilizadores del estado de ánimo hacen milagros? Porque yo necesito uno.

Puede que hoy tenga suerte. Los medicamentes estabilizadores del ánimo pueden funcionar de manera bastante rápida y dramática en algunas personas. En otros casos, el efecto de estos fármacos puede ser ralentizado hasta que se ajuste la dosis de medicación más adecuada para usted. Para encontrar la dosis adecuada, su médico le prescribirá inicialmente una dosis pequeña, que incrementará paulatinamente, permitiendo así que su organismo se adapte a la medicación suministrada.

¿Qué posología me corresponde y con qué frecuencia deberé tomar mis medicinas?

Algunas veces, la carbamacepina y el valproato son recetados en dosis reducidas que se administran a lo largo de todo el día, porque esta es la manera más indicada para tratar los ataques. Sin embargo, en lo tocante al trastorno bipolar, los eutimizantes se toman por lo general una vez al día, normalmente antes de acostarse. De este modo, si existieran efectos secundarios, se manifestarían durante el sueño.

¿Cómo se determina la dosis óptima de fármacos estabilizadores del ánimo en el trastorno bipolar?

Yo procuro construir una buena relación de trabajo con mis pacientes, una relación basada en la confianza en la que ambos participamos de forma igualitaria en la toma de decisiones. De esta manera, analizamos nuestros progresos, determinamos la dirección por donde habrá de discurrir el tratamiento y tomamos decisiones en consecuencia. A menudo los pacientes son capaces de reconocer los problemas que les causa el trastorno bipolar, y se manifiestan dispuestos a participar activamente en este proceso de toma de decisiones para elevar la dosis de manera progresiva hasta situarla en su nivel óptimo. Para aquellos pacientes que todavía no han aprendido a reconocer los síntomas de su enfermedad, yo me encargo de tomar las decisiones pertinentes y procuro implicarlos en el tratamiento lo antes posible.

¿La determinación de esta dosis es una cuestión de ensayo y error?

Rotundamente no. Generalmente tengo una idea muy aproximada de la dosis que cada paciente necesitará según sus características. No obstante, el tratamiento no es para mí, sino para usted, el paciente. Para obtener los mejores resultados, usted y su médico deben trabajar juntos.

Mi médico quiere administrarme varias medicaciones distintas. ¿Le parece razonable?

En términos generales, lo ideal es minimizar el número de medicamentos que un paciente toma, aunque la mayoría de las personas con trastorno bipolar se sienten mejor cuando se les administra una combinación de dos o más fármacos.

De los tres principales fármacos estabilizadores del ánimo, ¿cuál es el que provoca un menor aumento de peso?

Conforme a mi experiencia, la carbamacepina es la sustancia con menos probabilidades de provocar una aumento de peso, seguida por el valproato y las sales de sodio. En cualquier caso, la dieta y los hábitos alimentarios razonables pueden compensar los efectos de estos fármacos. Trabajo con muchas personas que, tomando eutimizantes, no tienen problemas para mantener una silueta deseable.

¿Por qué debería tomar algunas medicaciones que entrañan riesgos?

La salud nunca es gratis. Usted tiene que comparar los riesgos que comporta cualquier tipo de tratamiento con los riesgos de la ausencia de tratamiento. En el caso del trastorno bipolar, las consecuencias de no tratarlo son nefastas, pudiendo perder su empleo, sus amigos, su matrimonio, los ahorros de toda una vida y el respeto por uno mismo. Supongo que usted es consciente de que conducir su automóvil por una autopista entraña ciertos riesgos, así como practicar algún deporte, emprender un viaje, y tantas otras cosas; pese a ello, usted opta por realizar todas estas actividades. Cuando se vea en la tesitura de tomar esta decisión, tendrá que comparar los beneficios de la medicación con los riesgos probables.

Los médicos están obligados a explicarle todos los problemas y las complicaciones que conllevan las distintas opciones farmacológicas disponibles. Así podrá tomar una decisión informada y perfectamente ajustada a su caso y sus necesidades.

¿Por qué debería soportar los efectos secundarios, cuando los tratamientos «naturales» son completamente inocuos y carecen de estos efectos?

Usted debe saber que existen numerosas reacciones potencialmente graves, o incluso fatales, a los productos de herbolario, los complementos saludables y las altas dosis vitamínicas, con independencia de lo que puedan afirmar los expertos en nutrición. Si usted no me cree, acuda a la literatura médica. Hay casos documentados de muerte causada por sobredosis de vitaminas, ataques al corazón precipitados por determinados suplementos energéticos, y muchos otros efectos perjudiciales. Los medicamentos que se despachan con prescripción médica, las hierbas medicinales y los complementos entrañan riesgos, todos sin excepción. Ahora bien, los profesionales que no practican la medicina tradicional no están obligados por ley a indicarle todos los riesgos importantes que se derivan de los productos que venden. Y le digo más: algunos ni tan siquiera son conscientes de estos riesgos potenciales.

¿Los eutimizantes anularán mi creatividad?

Trabajo con muchos escritores y artistas de la industria del entretenimiento cuyo éxito laboral depende mayormente de su capacidad creativa. En ocasiones, estas personas necesitan un periodo de adaptación y ajuste al tratamiento con fármacos estabilizadores del estado de ánimo, hasta que logran controlar sus pensamientos. Sin embargo, una vez determinada la dosis óptima, todos sin excepción aseguran que su capacidad creativa es tan buena como antes, o (a menudo) mejor.

¿Qué medicación puede ayudarme a mantener bajo control todos los pensamientos que me atormentan?

Los pensamientos recurrentes o indeseados son la cruz de la vida con trastorno bipolar. Pueden ser muy molestos, distraerle de sus obligaciones, su trabajo y/o sus estudios, impedirle pegar ojo durante la noche y conducirle a la obsesión. Los eutimizantes pueden controlar estos pensamientos incómodos, al igual que hacen otros fármacos antipsicóticos atípicos. La clonidina (Catapres) y la trazodona (Desyrel) son otros medicamentos que a veces resultan útiles, sin bien no están indicados para tratar el trastorno bipolar.

¿Cuáles son los fármacos estabilizadores del ánimo más recomendables para dormir bien?

Cuando el trastorno bipolar es la causa del insomnio, cualquier fármaco estabilizador del ánimo administrado en la dosis correcta debería contribuir a regular los ciclos del sueño.

¿Hasta qué punto son eficaces los eutimizantes para aliviar los síntomas de la depresión?

Cuando se manifiesta el trastorno bipolar, prescribo eutimizantes para tratar el trastorno bipolar subyacente que causa tanto la depresión como la manía. A veces resulta difícil detener un episodio depresivo si ya ha sido activado por un episodio maníaco. Sin embargo, los eutimizantes, por sí solos o combinados con otros fármacos, contribuirán a hacer mucho más tolerables los síntomas depresivos o inactivos hasta que el ciclo depresivo llegue a su final.

La carbamacepina, las sales de litio y la lamotrigina han evidenciado los mejores resultados contra la depresión en la mayoría de mis pacientes.

¿Cómo puedo saber que un fármaco estabilizador del ánimo funcionará bien en mi caso?

Una abrumadora mayoría de los pacientes maníaco-depresivos que toman una dosis adecuada de fármacos estabilizadores del ánimo responden positivamente al tratamiento. A fin de cuentas, es usted quien tiene que juzgar lo que funciona mejor en su caso. Si usted quiere saber si un fármaco estabilizador del ánimo concreto se adaptará satisfactoriamente a su caso, no tendrá más remedio que probarlo.

¿Cómo realizará mi médico el seguimiento de mi posología?

En honor a la verdad, no existe un test de laboratorio que pueda calibrar su salud. La única manera que existe para que su médico determine si está recibiendo la dosis de medicación adecuada, consiste en examinarle y conversar con usted en su consulta.

En el caso de la carbamacepina, el valproato y las sales de litio, su médico le practicará análisis de sangre periódicos con el objeto de determinar el nivel de medicación presente en su torrente sanguíneo y el estado de su salud en general. Éstos son los únicos fármacos estabilizadores del humor para los que generalmente se requieren los análisis de sangre.

¿Por qué algunos medicamentos tienen nombre distintos?

Cada fármaco que se comercializa tiene dos nombres. El primero de ellos es el nombre genérico (principio activo), y el segundo es el nombre comercial o la marca bajo la cual se comercializa, que suele aparecer en mayúsculas. Por ejemplo: la carbamacepina es el nombre genérico de una medicación que se vende bajo las marcas comerciales de Equetro y Tegretol.

¿Los medicamentos genéricos ofrecen suficientes garantías?

Los medicamentos genéricos son, en términos generales, tan buenos como los que se venden bajo el paraguas de una marca comercial, aunque he trabajado con pacientes que de manera clara evolucionaron mejor con los medicamentos de marca, que normalmente son más consistentes y se fabrican cumpliendo una normativa más estricta.

En tiempos recientes, ha habido una entrada de medicamentos falsos fabricados en el extranjero. Éstos se presentan con la apariencia de los medicamentos de marca y los genéricos, y llegan a Estados Unidos, por ejemplo, desde otros países. Los médicos están descubriendo que muchos de estos productos están obsoletos, adulterados con medicamentos de escasa calidad o contraindicados. La mejor protección ante estas falsificaciones consiste en comprar sus medicamentos a un farmacéutico que conozca personalmente o en una farmacia que merezca su confianza.

¿Durante cuánto tiempo tendré que tomar la misma medicación para el trastorno bipolar?

Si las medicaciones y la investigación no sufrieran alteraciones sustanciales, usted tendría que tomar la misma medicación bipolar durante el resto de su vida. No obstante, actualmente existe una notable proliferación de nuevos tratamientos para esta enfermedad; por tanto, sin duda habrá medicaciones mejores, farmacológicas y no farmacológicas, para el trastorno bipolar en los próximos años.

¿Podría dejar los fármacos estabilizadores del ánimo sin sufrir el síndrome de abstinencia?

No. Como la mayoría de los medicamentos, siempre será mejor dejar de tomarlos de manera paulatina y siguiendo las instrucciones de su médico, que interrumpir el tratamiento abruptamente.

La carbamacepina (Equetro, Tegretol, Carbatrol y otras marcas comerciales)

Todos los médicos que trabajan exhaustivamente con el trastorno bipolar tienen su fármaco estabilizador del ánimo favorito. Por lo que a mi respecta, puedo decirle que mis pacientes prefieren, por encima de todo, la carbamacepina.

Además de los comprimidos convencionales, la carbamacepina se presenta en forma de tabletas masticables de diferentes sabores. La carbamacepina también está disponible en forma líquida, pero se disgrega en la botella, de modo que sólo será efectiva si se agita vigorosamente antes de cada uso.

Mi hermanastra toma carbamacepina para la epilepsia. ¿Esta sustancia está indicada también para el trastorno bipolar?

La carbamacepina ha sido empleada con éxito durante años para tratar tanto la enfermedad bipolar como la epilepsia del lóbulo temporal (ELT). Equetro es una marca comercial de carbamacepina indicada para su empleo en pacientes con trastorno bipolar. Esta misma medicación se prescribe para tratar la epilepsia del lóbulo temporal bajo el nombre de Carbatrol. En este momento, la mayoría de las marcas de carbamacepina sólo están indicadas para su uso en el caso de ataques. Aquí, lo importante es recordar que todas sus formas contienen el mismo principio activo: la carbamacepina.

¿Qué síntomas del trastorno bipolar mejoran con el uso de la carbamacepina?

La carbamacepina estabiliza las células cerebrales y trata la causa fundamental del trastorno bipolar; es por ello que mejorará todos los síntomas del trastorno bipolar. La experiencia me indica que el enojo y la ansiedad remiten, el pensamiento lógico mejora y los ciclos del sueño se normalizan en aquellos pacientes que toman carbamacepina.

He leído que los investigadores dieron carbamacepina a un grupo de estudiantes, y que sólo sintieron somnolencia. ¿Qué significa eso?

Si los medicamentos indicados para el trastorno bipolar funcionan es porque normalizan los desequilibrios inherentes a esta patología. Si alguien que no padece la enfermedad toma carbamacepina, seguramente no sentirá nada o quizá percibirá un suave efecto sedante. Ciertamente los estudiantes no experimentaron beneficio alguno.

Una vez iniciado el tratamiento con carbamacepina, ¿cuánto tiempo tendré que esperar para percibir los resultados?

Algunos de mis pacientes experimentaron una clara reducción de los síntomas del trastorno bipolar al cabo de pocos días de tratamiento con carbamacepina. No obstante, sus beneficios más relevantes aparecen una vez que se ha establecido la dosis óptima del fármaco y se ha administrado de manera ininterrumpida durante un periodo de entre diez días y tres semanas.

¿Cuáles son los efectos secundarios de la carbamacepina?

Es difícil predecir si usted experimentará algún efecto secundario cuando empiece su tratamiento con carbamacepina. Si los experimenta, seguramente adoptarán la forma de sedación moderada, náuseas, visión borrosa o mareos, que generalmente se disiparán al cabo de breves días. Síntomas similares podrían aparecer si la dosis de carbamacepina fuese excesivamente alta o se incrementase demasiado rápido. Cuando la carbamacepina se incrementa gradualmente, las probabilidades de que aparezcan estos efectos secundarios se reducen de forma significativa.

Un pequeño porcentaje de la población presenta un déficit en la producción de una enzima del hígado llamada CYP-ZD6, que se encarga de digerir la carbamacepina. Estas personas de «metabolismo lento» descomponen la carbamacepina tan pausadamente que ésta retrocede en el torrente sanguíneo, hasta el punto de que su nivel en sangre podría sufrir un incremento de entre dos y diez veces. Por consiguiente, este grupo de personas responde como si estuviera tomando una dosis anormalmente elevada de carbamacepina, pudiendo presentar algunos síntomas molestos tales como sedación, náuseas, sensación de mareo o visión borrosa, aun cuando sólo ingieran una pequeña dosis del fármaco. En consecuencia, la dosis de carbamacepina indicada para estas personas debería ser muy reducida.

En casos muy aislados la carbamacepina puede causar erupciones, generalmente durante los primeros meses después de iniciar la medicación. En aquellos de mis pacientes que se han visto afectados, estas erupciones se manifiestan en forma de puntos rojos e hinchazones que no causan dolor ni picores. Algunos pediatras me han comentado que estas erupciones se asemejan a los síntomas iniciales de la varicela. Si estos síntomas persistiesen, las erupciones podrían tener consecuencias graves o incluso fatales. Por esta razón, los doctores generalmente aconsejan a sus pacientes que interrumpan el tratamiento con carbamacepina si sufren uno de estos brotes y suelen convocarlos a su consulta con carácter inmediato. A lo largo de mi vida profesional he prescrito cargamentos de carbamacepina y sólo he visto estas erupciones en unos cinco pacientes.

Muy rara vez, la carbamacepina puede causar anemia con la pérdida de células sanguíneas. Esta anemia podría provocar la muerte si no fuese tratada a tiempo. El trabajo estrecho con el paciente, los exámenes clínicos periódicos y los análisis de sangre podrían detectar y atajar estas reacciones raras si ocurrieran.

La carbamacepina también puede reducir la efectividad de algunas píldoras para el control de la natalidad. Hable con su ginecólogo o con su médico de asistencia primaria, y decidan si es necesario ajustar estos medicamentos.

Después de tomar la carbamacepina durante algún tiempo, ¿tendré que incrementar la dosis?

La carbamacepina acelera su propio metabolismo como resultado de elevar la producción de enzimas hepáticas. Al cabo de entre dos y seis meses de tratamiento, podría ser necesario ajustar la dosis al alza para mantener constantes sus niveles en sangre.

El trastorno bipolar apareció después de sufrir una lesión cerebral. ¿Me recomienda el tratamiento con carbamacepina? Y si es así, ¿por qué?

El trastorno bipolar que ocurre después de un ataque de apoplejía o una lesión cerebral suele responder satisfactoriamente al tratamiento con carbamacepina.

¿Puedo mantener relaciones sexuales mientras tomo la carbamacepina?

Nunca he tenido noticias de que el tratamiento con carbamacepina interfiera con la actividad sexual. De hecho, conozco varios pacientes que toman su dosis de carbamacepina justo antes de mantener un encuentro sexual porque consideran que les ayuda a relajarse.

¿La carbamacepina funcionará bien si padezco un trastorno de ansiedad social?

Con bastante frecuencia empleo la carbamacepina satisfactoriamente para tratar el trastorno de ansiedad social en personas que padecen trastorno bipolar.

La oxcarbacepina (Trileptal)

La oxcarbacepina (Trileptal) es una medicación que, en el nivel molecular, se asemeja mucho a la carbamacepina. Al igual que la carbamacepina, el riesgo de sufrir erupciones existe, como existe también el riesgo de anemia, aunque son contados los casos documentados hasta la fecha. La oxcarbacepina suele administrarse sin necesidad de practicar análisis de sangre. Por estas razones, algunos clínicos están descartando la carbamacepina y prefieren iniciar el tratamiento del trastorno bipolar con oxcarbacepina. Por lo que a mí se refiere, he utilizado la oxcarbacepina en varios pacientes que tenían dificultades para someterse a los análisis de sangre y debo decir que funcionó satisfactoriamente. Sin embargo, los ensayos científicos todavía no han demostrado que la oxcarbacepina sea tan eficaz como la carbamacepina.

¿Produce la oxcarbacepina alguna alteración hormonal?

Hay algunas pruebas científicas que avalan la tesis de que la oxcarbacepina causa un leve incremento de las hormonas masculinas. Hasta la fecha, mis pacientes varones se han mostrado más satisfechos con la oxcarbacepina que las mujeres.

¿Está indicada la oxcarbacepina para el tratamiento del trastorno bipolar?

En este momento no.

El valproato y el ácido valproico (Depakote y Depakene)

El valproato es un fármaco que normaliza el ritmo de las neuronas e incrementa la cantidad de ciertos compuestos químicos cerebrales (el llamado ácido gamma-aminobutírico o GABA), sustancias que desempeñan un papel importante en la regulación de las neuronas. Asimismo, el valproato aumenta la producción de determinadas proteínas de la sangre que al parecer, protegen las células nerviosas contra a las lesiones y el envejecimiento. El valproato está indicado para el tratamiento del trastorno bipolar, los ataques, las migrañas y sirve de apoyo para los fumadores que quieren abandonar el hábito.

El valproato apareció en una época en que la comunidad médica empezaba a cuestionarse si las sales de litio (que se abordarán más adelante en este mismo capítulo) eran el único tratamiento posible para la manía. Los estudios han demostrado que el valproato es uno de los mejores medicamentos para el trastorno bipolar. Las compañías farmacéuticas lo han publicitado y comercializado ampliamente, y en la actualidad es uno de los tratamientos más extendidos para la enfermedad maníaco-depresiva.

¿Qué diferencia hay entre el Depakote y el Depakene?

Los comprimidos de la marca Depakote, tanto los normales como los de liberación retardada, contienen valproato y ácido valproico. Por motivos de espacio, utilizaré el término valproato para referirme al principio activo del Depakote. Los productos Depakote están recubiertos por una película que retarda la absorción del medicamento hasta que alcanza la zona baja del aparato digestivo. Con esto se consigue reducir las molestias estomacales.

Las cápsulas y la versión líquida del Depakene sólo contienen ácido valproico, no valproato. Carecen del citado revestimiento que reduce los retortijones y los dolores de estómago. Las molestias asociadas con el uso de Depakene pueden ser considerables para algunas personas; es por ello que nunca prescribo Depakene.

¿Qué síntomas del trastorno bipolar consigue aliviar el valproato?

Como los demás fármacos estabilizadores del estado de ánimo, el valproato incide sobre la causa fundamental del trastorno bipolar. Esto significa que todos los síntomas bipolares mejorarán. En particular, las personas que toman valproato notan una mayor claridad de pensamiento, un menor volumen de pensamientos indeseados y una mejor comunicación con los demás. Al margen de esto, suelo detectar una pronta mejoría en lo concerniente al discurso excesivo y acelerado.

¿Qué siente el paciente cuando toma valproato? Yo no quiero tomar un fármaco que me haga sentir raro.

Desde una óptica puramente subjetiva, mis pacientes me comentan que se sienten menos alterados con el valproato que con otros fármacos estabilizadores del estado de ánimo. Huelga recordar que usted no tendrá ningún inconveniente en decir que se medica con valproato cuando constate que las cosas en su vida están mejorando.

¿Qué efectos secundarios podré esperar cuando inicie el tratamiento con valproato?

La mayoría de mis pacientes no experimentan efectos secundarios cuando se medican con valproato. Si los tienen, el efecto adverso que más se repite es una leve sedación que normalmente desaparece al cabo de escasos días.

El aumento de peso suele aparecer más adelante en el decurso del tratamiento, probablemente como resultado de un incremento en la secreción de insulina. En ocasiones se observan otros efectos tales como pérdida de cabello, tobillos hinchados y estremecimientos. Algunos ensayos demuestran que el valproato puede agravar una enfermedad ovárica poliquística ya existente, como resultado de elevar los niveles de hormonas masculinas.

Rara vez el valproato puede causar efectos secundarios adversos en el hígado. Esto suele manifestarse en forma de alteraciones en los análisis de sangre que se emplean para medir las funciones hepáticas. Esta reacción podría progresar negativamente y desencadenar un fallo hepático; por esta razón es muy importante trabajar codo con codo con su médico, especialmente durante los primeros meses del tratamiento con valproato. Por tanto, los pacientes con un historial de problemas hepáticos deberían considerar una medicación alternativa.

Las sales de litio (Eskalith, Lithobid y otras marcas comerciales)

Las sales de litio son la medicación más antigua y fiable para el trastorno bipolar. Es el único tratamiento cuya eficacia ha sido contrastada tanto en las consultas de los médicos como en los estudios clínicos practicados en todo el mundo a lo largo de más de un siglo. La sales de litio son los eutimizantes más veteranos, y tenemos una idea bastante ajustada sobre las garantías que ofrecen y cómo debe gestionarse la medicación.

Desde principios del siglo XIX, las sales de litio constituyen la base de algunos suplementos para la salud de gran arraigo popular. En Europa, las sales de litio fueron introducidas formalmente como medicina en 1843. Tras producirse algunas recuperaciones casi milagrosas en pacientes considerados «intratables», en el año 1871 las sales de litio alcanzaron el rango de primer tratamiento efectivo para la manía y la depresión bipolares.

No obstante, en 1948 las sales de litio fueron introducidas en Estados Unidos como sustituto de la sal de mesa para aquellos pacientes que padecían problemas cardiacos. Cuando fallecieron algunos individuos que habían ingerido grandes cantidades de esta sal, el escándalo se apoderó de la sociedad civil norteamericana. Las sales de litio recobraron su popularidad como parte del tratamiento de la enfermedad bipolar durante la década de 1960. Así, en 1970 la Federal Drug Administration (FDA) certificó formalmente el tratamiento con sales de litio para el trastorno bipolar.

¿Acaso la sal de litio es un tratamiento natural para el trastorno bipolar?

Las sales de litio son el único tratamiento natural para el trastorno bipolar. Desde tiempo inmemorial se conocen sus propiedades curativas y, como es sabido, su empleo está muy extendido en los balnearios de aguas termales de toda Europa, donde se producen naturalmente.

¿Qué efectos producen las sales de litio en nuestro organismo?

Al igual que otros eutimizantes, las sales de litio normalizan el ritmo de las células cerebrales. Las sales de litio se asemejan tanto a las sales naturales del cuerpo que bien pueden ser un sustituto de los minerales de sodio y potasio presentes en todo el sistema nervioso. Las sales de litio contribuyen a regular la liberación de unos neurotransmisores estimulantes llamados dopamina y noradrenalina. Asimismo, estimulan la producción de ciertas proteínas de la sangre que, según parece, protegen las células nerviosas frente a las lesiones y el envejecimiento.

Las sales de litio se comercializan en forma de cápsulas convencionales, comprimidos y tabletas de liberación retardada, y como citrato de litio, un jarabe de litio con sabor.

Mi esposa tiene una depresión bipolar, no manía. ¿Podrían ayudarle las sales de litio?

Se piensa que las sales de litio son uno de los mejores reguladores del estado de ánimo, y sirven para controlar los síntomas de la depresión bipolar y prevenir su recurrencia. Es más, los estudios clínicos sugieren que las sales de litio podrían reforzar la protección frente a los comportamientos suicidas.

¿Cuáles son los efectos secundarios de las sales de litio?

El aumento de peso es un problema directamente asociado al tratamiento con sales de litio. Para evitarlo, será necesario un control muy estricto de la ingesta de calorías, observar una dieta nutritiva y equilibrada, y hacer ejercicio físico aeróbico de forma habitual. En su inmensa mayoría, los adultos deben adoptar estos hábitos para preservar su salud y mantenerse en buena forma física, con independencia de si toman sales de litio o no.

En algunos pacientes las sales de litio pueden causar acné o aspereza capilar. Los hay que presentan temblores en las manos. Rara vez mis pacientes se quejan de haber sufrido problemas sexuales cuando toman sales de litio. Sin embargo, si su deseo sexual es anormalmente intenso durante la manía o anormalmente escaso durante la depresión, con el tratamiento volverá a la normalidad.

Si aparecen, generalmente mis pacientes califican como menores los citados efectos secundarios. En cualquier caso, la experiencia me indica que se presentan problemas más severos cuando la dosis de sal de litio es excesiva, o si el paciente acostumbra a tomar mucho alcohol.

¿Por qué tengo más sed cuando tomo sales de litio? ¿Y por qué orino tanto?

Al igual que la sal de mesa, las sales de litio incrementan la sed y nos inducen a beber más líquidos. Entre sus otros efectos figura el diurético, que incrementa el volumen de orina expulsado.

Aunque la ingesta de cualquier sal puede incrementar la sed, lo más indicado será evitar beber demasiados líquidos cuando esté tomando sales de litio. Un volumen de agua excesivo podría diluir los nutrientes que necesita nuestro cuerpo. Como dijo Sócrates, «Moderación en todas las cosas».

¿Qué podría sucederme si el nivel de litio en sangre subiese demasiado?

Si el nivel de sal de litio presente en su torrente sanguíneo mantuviese una alta concentración durante mucho tiempo, esta circunstancia podría dañar sus riñones. Su médico probablemente le prescribirá un análisis de sangre para asegurarse de que esta concentración no supere los límites razonables.

En ocasiones la concentración de sales de litio podría aumentar si su cuerpo perdiese mucho líquido y usted no lo repusiera. Esto puede ocurrir so está enfermo y presenta un cuadro de vómitos, diarrea y fiebre alta, especialmente si no puede retener líquidos. Si esto sucede, consulte a su médico. Seguramente le recomendará que interrumpa la medicación, o que disminuya temporalmente la dosis hasta que pueda ingerir líquidos de nuevo.

¿Cómo puedo reponer los líquidos si no consigo retener nada?

En episodios severos de vómitos y diarrea en niños de corta edad, los médicos recomiendan tomar líquidos ricos en electrolitos y otros nutrientes necesarios. Esta técnica funciona igualmente bien en adultos. El mejor ejemplo de este preparado es un producto llamado Pedialyte, que podrá adquirir en una farmacia o en algún hipermercado de su localidad. En mi frigorífico siempre guardo una botella de esta solución.

De manera alternativa, usted puede hacer lo que casi todo el mundo hace: beber agua de arroz. Para preparar agua de arroz, hierva una cantidad adecuada de arroz en agua abundante. Cuando el arroz se haya reducido y adoptado la forma de una pasta blanda y pulposa, cuele la mezcla. El líquido obtenido, semejante a una sopa, es el agua de arroz que nos interesa.

¿Pueden los ancianos tomar sales de litio aunque padezcan problemas renales?

Muchos ancianos y pacientes con patologías renales pueden tomar sales de litio si se someten a un control estricto por parte de un médico experimentado. En la práctica, procuro no prescribir sales de litio a aquellas personas con problemas renales conocidos.

¿Las sales de litio pueden tener efectos negativos sobre mi glándula tiroides?

En ocasiones, con el uso de las sales de litio puede observarse un descenso en la producción de la hormona tiroidea. Los médicos suelen hacer un seguimiento pormenorizado del funcionamiento de la glándula tiroides. Para ello ordenan análisis de sangre con los que verificar la concentración de «TSH», y las concentraciones séricas de «T4 libre» y «T3 libre».

¿Puede mi médico ayudarme a controlar o reducir los efectos secundarios de las sales de litio?

La gestión de las sales de litio y sus efectos secundarios tiene mucho de ciencia y mucho de arte. Con frecuencia, los médicos experimentados plantean estrategias para reducir los efectos secundarios adversos de las sales de litio. Entre los trucos que yo empleo, cabe destacar el inicio del tratamiento con una dosis pequeña ingerida en una única toma por la noche, y la utilización de tabletas de liberación progresiva de la sal para controlar el nivel de litio presente en la sangre.

He encontrado un agua mineral que contiene sales de litio en disolución. ¿Puedo tomarla? El agua mineral me encanta.

He visto aguas minerales y tabletas que aseguran contener sal de litio y se venden sin receta médica. En todos los casos que he podido investigar, los productos no contenían suficiente sal de litio para ser de alguna utilidad.

Además, por razones de seguridad, la dosis de sal de litio que usted debe tomar para tratar el trastorno bipolar tiene que ser establecida cuidadosamente por un médico especialista. Dadas las variaciones en la cantidad de sal de litio presente en estos productos no regulados, mi recomendación es que se abstenga de tomarlos.

¿Usted prescribe muchas sales de litio? ¿Por qué lo hace o por qué no?

Las sales de litio constituyen un tratamiento muy efectivo para la enfermedad maníaco-depresiva. Además, en ocasiones opto por añadir sales de litio a otras medicaciones para mejorar su funcionamiento. Sin embargo, en la localidad donde ejerzo la medicina abunda la gente que se dedica al negocio del entretenimiento, personas que, por motivos profesionales, están muy preocupadas por su aspecto físico. En la práctica esto significa que suelen mostrarse reticentes a tomar cualquier medicación que pueda comportar un aumento de peso, acné o aspereza capilar, de manera que generalmente inician el tratamiento con otro estabilizador del humor.

Lamotrigina (Lamictal)

La lamotrigina es otro estabilizador del estado de ánimo y se prescribe para controlar los ataques. Es muy útil para el tratamiento de la enfermedad bipolar. La lamotrigina inhibe la liberación patológica del glutamato, un importante neurotransmisor bioquímico presente en el cerebro. En calidad de estabilizador del ánimo, el Lamictal ataca la patología nuclear del trastorno bipolar y es por ello que reduce todos los síntomas maníaco-depresivos. Además, sirve para reducir la producción de las hormonas del estrés.

El Lamictal es un buen estabilizador general del estado de ánimo que controla los síntomas de la manía y la depresión bipolares. Sin embargo, no está muy claro que la lamotrigina pueda bloquear un ciclo depresivo desde su inicio. Una vez que la depresión bipolar ha comenzado, podría ser demasiado tarde para revertirla completamente.

La lamotrigina se comercializa en tabletas convencionales y masticables.

¿Cómo sabe usted que conviene prescribir lamotrigina?

En la práctica, la lamotrigina me ha dado los mejores resultados cuando se agrega a un buen estabilizador del estado de ánimo. También es muy útil en aquellos individuos en los que un estabilizador del ánimo importante no ha funcionado, o si no pueden tolerar la extracción de sangre para su análisis.

¿Cuáles son los efectos secundarios habituales de la lamotrigina?

Un estudio reciente determinó que los efectos secundarios más habituales que aparecen después de haber tomado lamotrigina son dolores de cabeza y náuseas. Son los mismos síntomas que normalmente mencionan los pacientes de control que toman un placebo.

Al igual que con otras medicinas, algunas personas pueden presentar erupciones con bultos rojos y ampollas que generalmente no duelen ni causan picazón. Estas erupciones son más persistentes cuando la dosis se aumenta rápidamente. Si la erupción por lamotrigina persiste, puede resultar grave o incluso fatal. Por esta razón, al detectarse una erupción, los médicos suelen indicar a sus pacientes que interrumpan el tratamiento con lamotrigina y los convocan a una entrevista, en su propio domicilio o en su consulta, con carácter inmediato.

¿Cómo se establece la dosis de lamotrigina?

Las disposiciones actualmente vigentes establecen que se administre una pequeña dosis inicial que se irá incrementando poco a poco en revisiones semanales. Desde que los médicos empezaron a incrementar lentamente las dosis de lamotrigina, se han dado muy pocos casos de erupciones.

La lamotrigina puede interactuar con otros medicamentos y alterar sus concentraciones en sangre. Por este motivo, se recomienda a los médicos que utilicen una dosis de lamotrigina menor si están combinando esta sustancia con valproato, y que utilicen una dosis mayor cuando combinan la lamotrigina con carbamacepina. Hable con su médico y vea qué opción le recomienda.

¿La lamotrigina me proporcionará más energía?

Mis pacientes me comentan que la lamotrigina no tiene efectos sedantes. Algunos dicen que se sienten más activos y motivados sin haber detectado ninguno de los síntomas característicos de la manía.

¿La lamotrigina causa un aumento de peso?

Al contrario que la carbamacepina, el valproato o las sales de litio, la lamotrigina no causa un aumento de peso en mis pacientes. Es más, un número significativo de ellos ha llegado incluso a perder peso mientras seguía el tratamiento con lamotrigina.

Topiramato (Topamax)

El topiramato normaliza el ritmo de las células cerebrales y estimula un neurotransmisor natural que sirve para regular las funciones cerebrales (el ácido gamma-aminobutírico), así como otro que reduce la producción de las hormonas del estrés (el glutamato).

He cosechado algunos éxitos importantes tratando a mis pacientes con topiramato, especialmente en muchachos adolescentes que padecían trastorno bipolar y presentaban importantes problemas de conducta. De todos modos, con algunos de mis pacientes no ha funcionado tan bien. A fecha de hoy, todavía desconozco si el topiramato es capaz de bloquear los ciclos maníacos y depresivos, evitando que se manifiesten. Por estas razones, rara vez utilizo el topiramato como primera línea de actuación al diseñar un tratamiento. Tengo la esperanza de descubrir el secreto que me permita sacar provecho de las numerosas virtudes del topiramato, para así incrementar su uso.

El topiramato se vende normalmente en tabletas, pero también en cápsulas que pueden abrirse y esparcirse sobre los alimentos para aquellos pacientes que no pueden tomar pastillas. En la actualidad, el topiramato sólo está indicado para el tratamiento de los trastornos con cuadros de ataques y las migrañas.

¿Tomar topiramato me servirá para adelgazar?

Muchos de mis pacientes han perdido peso mientras los trataba con topiramato. Algunas veces opto por añadirlo a otros eutimizantes para así evitar el aumento de peso. Por ejemplo: en una ocasión estaba tratando a una mujer cuyo peso había aumentado paulatinamente durante varios años de tratamiento con valproato. Al agregar topiramato, empezó a perder peso, estabilizándose en unos dos kilos por mes, una circunstancia que la satisfizo sobremanera. También reparamos en que su nivel de irritabilidad había disminuido tras introducir el topiramato.

¿Cuáles son los principales efectos secundarios del topiramato?

Entre los efectos secundarios más graves y conocidos del topiramato destacan las alteraciones en la acidez de la sangre, el empeoramiento del glaucoma, la sedación, una menor sudoración, y los cálculos renales.

¿El topiramato me proporcionará más energía?

Mis pacientes que comentan que, en cierto modo, el topiramato les da energía. Lo cierto es que nadie me ha dicho que provoque somnolencia.

Gabapentina (Neurontin)

A muchos médicos les gusta la gabapentina (Neurontin) por diversos motivos. La gabapentina produce una leve sensación relajante en casi todas las personas. No provoca sedación, insomnio, aumento de peso, ni otros efectos secundarios adversos reseñables. Se han detectado pocas interacciones con otros fármacos y un escaso potencial para provocar adicción o sobredosis. En la actualidad, la gabapentina se emplea en el tratamiento de los ataques, las migrañas, el dolor, la ansiedad y muchas otras cosas.

Por distintos motivos, la gabapentina parece ser la medicación ideal. Sin embargo, la experiencia me indica que no ha sido muy útil en el tratamiento del trastorno bipolar y por ello no está indicada para tal fin. Durante algún tiempo, corrieron rumores de que era necesario incrementar considerablemente la dosis de gabapentina al objeto de conseguir resultados satisfactorios en el tratamiento del trastorno bipolar. Yo no he podido comprobarlo. El único uso satisfactorio que he podido constatar en lo tocante al trastorno bipolar, es como agente de refuerzo para otros fármacos. Hasta la fecha, conozco un puñado de pacientes que se han beneficiado de la gabapentina empleada de este modo.

Tiagabina (Gabatril)

La tiagabina (Gabitril) es un medicamento desarrollado para combatir los trastornos con cuadros de ataques que actúa incrementando los niveles de un neurotransmisor natural llamado GABA (ácido gamma-aminobutírico), que reduce la ansiedad. Se la considera un tratamiento nuevo para el trastorno bipolar. No obstante, usted debería saber que hay casos documentados donde la tiagabina ha provocado ataques en personas que nunca los habían sufrido antes. Por esta razón, a día de hoy no la utilizo.

Levetiracetam (Keppra)

El levetiracetam (Keppra) es un medicamento de reciente comercialización indicado para reducir los ataques epilépticos. No está indicado para tratar el trastorno bipolar. En este momento, sabemos muy poco acerca del modo como el levetiracetam actúa en nuestro organismo. Después de un tratamiento prolongado con levetiracetam, algunos pacientes han acudido a mí y sus impresiones sobre este fármaco no han sido particularmente buenas.

Los antipsicóticos atípicos

Sólo porque un medicamento pertenezca a una categoría llamada «antipsicóticos» no se puede concluir que usted padezca una psicosis, así como tampoco el uso de fármacos anticonvulsionantes le convierte en epiléptico. El origen del término antipsicótico se remonta a la época en que estos medicamentos se usaban para tratar la esquizofrenia. Los medicamentos más novedosos de esta categoría suelen denominarse atípicos porque son distintos de los miembros más antiguos de la familia. A título general me referiré a ellos con la denominación «atípicos».

¿Qué efectos pueden esperarse de estos medicamentos atípicos?

He podido comprobar que los fármacos atípicos reducen los síntomas de la manía, la depresión, la irritabilidad y la ansiedad. Además, pueden favorecer el sueño, reducir la tendencia a la distracción, y minimizar la agitación, la agresividad y los arrebatos temperamentales. En la depresión bipolar, incrementan la motivación y facilitan tanto el inicio como la finalización de proyectos. Asimismo, suelen bloquear o disminuir los pensamientos obsesivos e indeseados.

¿Son los fármacos atípicos mejores y más seguros que las viejas medicinas antipsicóticas?

Hace unos veinte años, los antipsicóticos sólo estaban recomendados para tratar las alucinaciones y los delirios. Sin embargo, mis mentores me decían lo siguiente: «Los antipsicóticos son unos medicamentos fabulosos para todas las fases del trastorno bipolar, pero esto no lo encontrarás en ningún libro». Ahora que los medicamentos atípicos están disponibles, todos estamos redescubriendo las bondades de estos fármacos en el tratamiento del trastorno bipolar. La mayoría de los atípicos cuenta con el beneplácito de la Federal Drug Association (FDA) para el tratamiento de la enfermedad maníaco-depresiva.

Los fármacos atípicos inciden sobre muchos sistemas neurológicos, incluyendo el sistema de la serotonina. Por esta razón, los medicamentos atípicos sirven para reducir la depresión y la manía bipolares en mayor medida que otros antipsicóticos más antiguos.

El mayor peligro derivado del uso de las medicinas antipsicóticas tradicionales era su potencial para provocar trastornos del movimiento. Estos problemas abarcan desde caminar incansablemente hasta la realización de gestos antinaturales con los músculos del rostro y las extremidades. En comparación, los nuevos fármacos atípicos parecen estar libres de estos efectos secundarios, siendo así que muchos médicos los consideran más seguros que los medicamentos más antiguos.

¿Son los medicamentos atípicos tan buenos como los fármacos estabilizadores del ánimo?

La experiencia me dice que los estabilizadores del estado de ánimo funcionan mucho mejor que los fármacos atípicos para el tratamiento del trastorno bipolar. No obstante, los atípicos actúan de manera distinta que los eutimizantes (descritos en páginas anteriores de este mismo capítulo), de manera que son fármacos complementarios. Por lo general, en la fase inicial trato al paciente con un fármaco estabilizador del ánimo, y posteriormente contemplo la posibilidad y la conveniencia de agregar un fármaco atípico.

¿Los medicamentos atípicos pueden evitar los episodios maníaco-depresivos?

Los eutimizantes clásicos como, por ejemplo, la carbamacepina, el valproato y las sales de litio, pueden evitar el inicio de la depresión y la manía, que es el principal objetivo del tratamiento del trastorno bipolar. Sin embargo, esto no siempre es así con los fármacos atípicos. En un estudio fiable, el cuarenta y seis por ciento de los pacientes tratados únicamente con un medicamento atípico tuvieron otro episodio maníaco estando bajo medicación. Un cuarenta y seis por ciento de probabilidades de perder su trabajo, su familia, sus amigos, su dinero, su casa y el respeto por usted mismo es, simplemente, un riesgo inaceptable. Por ello, cuando trato a mis pacientes, busco medicaciones que puedan evitar la aparición de los episodios maníaco-depresivos durante años.

¿Cuál es el medicamento atípico utilizado más comúnmente para combatir el trastorno bipolar?

Según mi propia experiencia, la olanzapina (Zyprexa) es un tratamiento muy efectivo para el trastorno bipolar. De hecho, puede ser el medicamento atípico más efectivo para tratar los sistemas cerebrales responsables del trastorno bipolar. Sin embargo, la olanzapina es un sedante. El peor problema derivado de su administración es el aumento de peso. Este aumento magnifica el riesgo de sufrir otras complicaciones para la salud, incluyendo la diabetes. He empleado la olanzapina con éxito en algunos individuos con trastorno bipolar que estaban demasiado delgados y querían recuperar su peso natural.

¿Cuál es el medicamento atípico que usted utiliza con mayor frecuencia?

Actualmente estoy obteniendo buenos resultados con la ziprasidona (Geodon). Mis pacientes me comentan que no es sedante y que no les provoca un aumento de peso. Se ha revelado muy útil para normalizar los niveles bioquímicos cerebrales y así controlar la depresión y la manía bipolares, así como la ansiedad y los pensamientos indeseados. En ocasiones parece ser efectiva en dosis relativamente bajas. Sin embargo, la ziprasidona podría incrementar el riesgo de sufrir arritmias cardiacas; es por ello que no lo administro cuando el paciente padece alguna enfermedad del corazón.

Dicho esto, mi práctica habitual consiste en prescribir un eutimizante y seguidamente agregar Geodon. Nunca lo utilizo por sí solo ni como primera medicación. Eso, unido al hecho de que no prescribo antidepresivos a pacientes con trastorno bipolar, podría contribuir al éxito obtenido con el Geodon.

¿Es el Seroquel un tratamiento eficaz?

La quetiapina (Seroquel) se ha mostrado muy efectiva en el tratamiento del trastorno bipolar, y está indicada para este fin. Últimamente está alcanzando una gran popularidad entre los médicos.

Tomada por la noche poco antes de dormir, la quetiapina tiene efectos sedantes y puede ser útil para quienes tienen dificultades para conciliar el sueño. No obstante, la sedación será un problema si persiste durante el día. La quetiapina puede causar un aumento de peso moderado.

¿Qué opinión le merece la clozapina?

La clozapina (Clozaril) fue el primer fármaco atípico, y algunos ensayos clínicos demuestran que funciona mejor que los demás. Muchos doctores, entre los que me incluyo, no la prescriben porque puede causar problemas en la sangre, porque es muy sedante, y porque provoca un considerable aumento de peso.

¿Qué me dice de la risperidona?

Mis pacientes con trastorno bipolar no han obtenido grandes beneficios del tratamiento con risperidona (Risperdal). Puede causar trastornos del movimiento, aunque muy rara vez, siendo así que la manía de algunos de mis pacientes ha empeorado durante la medicación. Asimismo, provoca un aumento de peso moderado.

¿Utiliza usted el aripiprazol (Abilify)?

Todavía estoy esperando que se publique más información sobre este fármaco y que se conozcan los resultados de los estudios sobre los efectos del aripiprazol (Abilify) en el trastorno bipolar, antes de dárselo a mis pacientes. Sé de un estudio que demostró que había provocado aumento de peso en un once por ciento de los voluntarios que lo tomaron. También puede hacer disminuir ligeramente la presión sanguínea. Así pues, si decide tomarlo, no se precipite y tenga mucho cuidado al sentarse o cuando se incorpore.

¿Cuáles son los argumentos que avalan la combinación de diferentes medicaciones bipolares?

Con cierta frecuencia los pacientes con trastorno bipolar necesitan tomar más de una medicación para controlar su enfermedad adecuadamente. De la combinación de medicinas, usted puede obtener mayores beneficios y posiblemente mantener en niveles bajos las dosis de cada medicamento. Tradicionalmente, los médicos han utilizado la carbamacepina, el valproato y/o las sales de litio en todas las combinaciones posibles. En la actualidad, los profesionales suelen combinar los eutimizantes más importantes con algunos antipsicóticos típicos (como la ziprasidona) y los estabilizadores del humor más nuevos (como la lamotrigina o el topimarato)

Medicaciones contra la ansiedad

Se comercializan muchos medicamentos similares contra la ansiedad, entre los que cabe reseñar el alprazolam (Xanax), el loracepam (Ativan), el clonacepam (Klonopin) y el diacepam (Valium). Aunque se publicitan como medicamentos contra la ansiedad, todos ellos no pasan de ser sedantes de tipo general. Esto significa que no presentan actuaciones fisiológicas específicas contra la ansiedad. Aunque no están indicados para este uso, estos medicamentos suelen darse a los pacientes de trastorno bipolar cuando se quejan de sufrir ansiedad o ataques de pánico. En todo caso, lo único que hacen es relajarle. Y nunca inciden sobre los problemas fundamentales del trastorno bipolar, como ocurre con los fármacos estabilizadores del estado de ánimo.

¿Los sedantes son un tratamiento efectivo para el trastorno bipolar?

Estos medicamentos disminuyen su nivel global de energía, pero no tratan la región cerebral responsable del trastorno bipolar. Además, no sirven para tratar la depresión, los pensamientos recurrentes, la tendencia a la distracción ni la falta de memoria. Los estudios científicos han demostrado que los sedantes pueden producir irritabilidad y contribuir a que una persona se enfade más a menudo sin que tenga conciencia de ello. Asimismo, los sedantes provocan adicción, inducen el síndrome de abstinencia y, en caso de sobredosis o mezcla con el alcohol, podrían causar un fallo respiratorio.

Nunca empleo sedantes como único o principal componente del tratamiento de la enfermedad maníaco-depresiva. He visto cómo muchos pacientes de trastorno bipolar desperdiciaban sus vidas y su talento como resultado de tratarse sólo con sedantes. No obstante, estoy convencido de que en dosis suaves los sedantes pueden mejorar la calidad de vida de algunas personas con trastorno bipolar. Si decido administrar sedantes, generalmente prescribo una dosis pequeña de Ativan o Klonopin.

Fármacos escasamente utilizados que pueden mejorar el trastorno bipolar

Hay un puñado de fármacos que, aunque no suelen aparecer en los textos de consulta, son utilizados por los clínicos experimentados que han descubierto sus ventajas en el tratamiento del trastorno bipolar. En muchos casos, las compañías farmacéuticas no promocionan estos medicamentos, y en la actualidad su uso no está siendo investigado de manera activa. A fecha de hoy ninguno de ellos está específicamente indicado para el trastorno bipolar. Si está contemplando la posibilidad de emplear algún fármaco de este grupo, asegúrese de hablar con su médico sobre los posibles riesgos y beneficios.

¿Qué es la clonidina?

La clonidina (Catapres) es un medicamento que se emplea para el tratamiento de la hipertensión arterial y la prevención de la migraña. En cualquier caso, la clonidina suele utilizarse para tratar los problemas de atención en la infancia y las obsesiones, así como el síndrome de Tourette y los trastornos de tics. Según parece, actúa como un estabilizador del ánimo. La clonidina ayuda a regular la liberación de adrenalina en los centros clave del cerebro como resultado de controlar los impulsos nerviosos a lo largo de ciertas rutas del sistema nervioso central (los llamados receptores alfa-2). La considero efectiva porque en el trastorno bipolar la adrenalina se descontrola. Administrada en dosis adecuadas, también he comprobado que la clonidina reduce el disgusto y la ansiedad, tan frecuentes en el trastorno bipolar. La clonidina puede aliviar los síntomas maníaco-depresivos si los pacientes todavía no están preparados para tomar un estimizante más potente.

La clonidina puede ser un buen punto de partida para tratar el trastorno bipolar en algunos pacientes. La clonidina es un fármaco bastante seguro y se vende en forma de pequeños comprimidos fáciles de tomar. Además de los comprimidos, la clonidina está disponible en forma de parches adhesivos que se aplican sobre la piel y se cambian semanalmente. Estos parches pueden ser un método más cómodo para administrar la sustancia, especialmente para quienes son reticentes a tomar pastillas.

Hace años trabajé con un grupo de indigentes que padecían trastorno bipolar. Tal era su paranoia que jamás habían tomado medicamentos de ningún tipo. Así pues, ninguno estaba dispuesto a tomarse los comprimidos, pero muchos de ellos aceptaron ponerse un parche de clonidina. En muchos casos, la clonidina consiguió reducir la virulencia de sus síntomas. A la postre pudieron alcanzar cierto grado de normalidad y tolerar los fármacos estabilizadores del ánimo por vía oral.

Frecuentemente las tabletas de clonidina se toman una sola vez antes de acostarse porque suelen provocar somnolencia durante varias horas. Por tanto, la clonidina también puede ser útil en los cuadros de insomnio causados por el trastorno bipolar.

¿Qué son los inhibidores de la enzima monoaminooxidasa (MAO)?

Los inhibidores de la enzima monoaminooxidasa (MAO) fueron los primeros medicamentos útiles para la depresión, los trastornos de ansiedad, los episodios de ira y otros trastornos de índole emocional. Pese a la creciente popularidad de algunos fármacos nuevos para el tratamiento de estas patologías, muchos médicos, entre los que me incluyo, consideran que los inhibidores MAO todavía son el mejor tratamiento disponible para la depresión y los trastornos de ansiedad. Los inhibidores MAO no son nuevos y de ellos no se puede obtener un gran provecho económico; esto significa que las compañías farmacéuticas ni tan siquiera los publicitan, por lo que los médicos los recetan cada vez menos. Los inhibidores MAO están indicados para el tratamiento de la depresión, incluida la depresión bipolar. En el mercado pueden encontrarse varias marcas de inhibidores MAO. La experiencia me dice que cada marca produce efectos distintos en los pacientes con trastorno bipolar.

¿Cuáles son los efectos secundarios de los inhibidores MAO?

Cuando por error se toman inhibidores MAO en combinación con determinados fármacos o alimentos, pueden causar un aumento de la presión arterial, que, en caso de no tratarse, podría ser grave o incluso fatal. Su médico le proporcionará una lista de las cosas que debe evitar. Entre otras, incluirá los descongestionantes que se despachan sin receta médica y los alimentos fermentados tales como la cerveza, el vino, el vinagre de fermentación y los quesos curados. Comunique a sus otros médicos y a su dentista que está tomando inhibidores MAO, al objeto de que no le prescriban medicamentos que puedan interferir negativamente con su antidepresivo.

Nadie debería iniciar un tratamiento con inhibidores MAO, salvo que sea capaz de tomarlos disciplinadamente según lo prescrito por el médico y de seguir la dieta de manera estricta. La mayoría de mis pacientes comentan lo fácil que les resulta cumplir la dieta, una dieta que contiene muchas cosas que nunca comían.

Además, suelo dar a mis pacientes una pastilla que sirve para revertir rápidamente cualquier incremento en la presión arterial, un remedio que deben llevar siempre consigo. En los últimos veinte años sólo cuatro o cinco de mis pacientes han necesitado tomarla.

¿Qué es el Parnate? ¿Es bueno para tratar la depresión bipolar?

El inhibidor MAO llamado tranilcipromina (Parnate) es muy efectivo para combatir la depresión bipolar, y nunca he visto que cause la manía en mis pacientes. Con toda seguridad es uno de los mejores tratamientos para la depresión bipolar. Sin embargo, la tranilcipromina debe reservarse para aquellas personas que son capaces de observar y controlar su propio comportamiento, seguir escrupulosamente las reglas y mantener una buena relación terapéutica con su psiquiatra. Con las personas adecuadas y en las situaciones correctas, la tranilcipromina puede obrar milagros en cuadros de depresión bipolar, ansiedad, arrebatos de ira y pensamientos obsesivos.

¿Cuáles son los efectos secundarios del Parnate?

La tranilcipromina sólo tiene algunos efectos secundarios menores y, cuando se presentan, normalmente desaparecen transcurrido un mes. El efecto secundario más común es una bajada temporal de la presión sanguínea. Para evitar las complicaciones derivadas de una presión sanguínea baja, será importante no levantarse ni incorporarse con demasiada rapidez. En vez de eso, aguarde un minuto y serénese antes de levantarse de la cama, de una silla, o antes de agacharse. También es útil comer una pizca más de sal temporalmente. Desde mi propia experiencia le recomiendo el zumo de tomate y los anacardos salados.

Ocasionalmente, los pacientes se quejarán de que la tranilcipromina les produce sedación. Esto se debe probablemente a la respuesta del sistema que controla la noradrenalina. Por suerte, he conseguido eliminar esta sedación agregando un aminoácido llamado tirosina.

¿La fenelcina es un tratamiento efectivo para el trastorno bipolar?

Con bastante frecuencia he tenido ocasión de comprobar que el inhibidor MAO llamado fenelcina (Nardil) desencadena una manía severa y/o psicosis, y por esta razón no lo recomiendo.

Desafortunadamente, casi todos los estudios realizados con los inhibidores MAO emplean la fenelcina, siendo muy escasos los realizados con tranilcipromina. La mayoría de los efectos secundarios de los inhibidores MAO citados en los libros y en Internet son los que provoca la fenelcina y no los de la tranilcipromina. Por ejemplo: el aumento de peso figura como uno de los efectos secundarios más típicos de los inhibidores MAO, pero, según mi experiencia, sólo aparece con la fenelcina y nunca con la tranilcipromina. Mis pacientes también me han comentado que la fenelcina presenta efectos secundarios asociados con las funciones sexuales, algo que no ocurre con la tranilcipromina. Por otra parte, la fenelcina tiene efectos sedantes mientras que la tranilcipromina suele ser estimulante. A esto cabe añadir que la fenelcina provoca la manía.

¿Mi amigo toma Cytomel. ¿Qué es eso?

El Cytomel, también denominado liotironina, es un sustituto tiroideo que se emplea principalmente cuando la glándula tiroides produce hormonas en cantidad insuficiente. Los estudios han demostrado que la depresión bipolar puede mejorar cuando se agrega Cytomel a otros fármacos indicados para tratar la enfermedad maníaco-depresiva.

En su mayoría, los médicos están más familiarizados con otro suplemento tiroideo llamado tiroxina (Synthroid), y no tanto con el Cytomel. La tiroxina es apropiada para tratar los trastornos tiroideos pero no es muy efectiva para combatir el trastorno bipolar. Por consiguiente, le convendrá encontrar un médico que tenga conocimientos profundos del trastorno bipolar así como del uso del Cytomel.

¿Acaso hay medicamentos para el corazón que funcionan con el trastorno bipolar?

Existe una familia de medicamentos llamados bloqueantes de los canales de calcio entre los que se incluyen el verapamil (Isoptin), el diltiazem (Cardizem) y la nifedipina (Procardia). Estos medicamentos modifican la manera como las cargas eléctricas atraviesan las células nerviosas. Están indicados para tratar los casos de hipertensión, los problemas cardiacos y los dolores de cabeza, incluida la migraña. Los bloqueantes de los canales de calcio también tienen propiedades estabilizadoras del humor. Yo los he utilizado para reforzar los efectos de los principales eutimizantes cuando otros fármacos no resultan eficaces o no se toleran. Por ejemplo: conocí una mujer que con el valproato sólo conseguía un alivio parcial de sus síntomas bipolares, y que tomaba un bloqueante de los canales de calcio, concretamente el verapamil, para controlar el resto. Con todo, los bloqueantes de los canales de calcio no están indicados para tratar el trastorno bipolar.

Medicaciones nuevas que pueden ser útiles para combatir el trastorno bipolar

Todavía estamos descubriendo las propiedades y los usos de estas medicinas. Con la única excepción de la lamotrigina, ninguna de ellas está indicada para tratar el trastorno bipolar.

¿Qué son los esteroides? ¿Acaso empeoran el trastorno bipolar?

Los esteroides son hormonas del estrés que nuestro cuerpo produce naturalmente durante nuestras actividades cotidianas. Se fabrican para uso médico en tratamientos de infecciones graves, cáncer y lesiones musculares y del esqueleto. Es bien sabido que los esteroides causan depresión y psicosis, particularmente en las personas que padecen trastorno bipolar.

En dosis pequeñas, como las que se inyectan en las articulaciones tras sufrir una lesión, los esteroides se emplean para controlar las inflamaciones. Algunas personas con trastorno bipolar pueden tolerar estas dosis moderadas, mientras que en otras estas inyecciones agravan los síntomas maníaco-depresivos.

Los así llamados «esteroides naturales» suelen extraerse de las plantas. He detectado pensamientos suicidas y depresiones muy graves en algunas personas con trastorno bipolar que han utilizado alguno de estos productos.

Puesto que los esteroides del estrés agravan el trastorno bipolar, ¿me sentiría mejor en caso de bloquearlos?

Es una buena pregunta. En la actualidad los investigadores están buscando la respuesta. Mi opinión es que los fármacos que bloquean los esteroides constituyen un excelente tratamiento en potencia, un modo nuevo de combatir el trastorno bipolar que podría reducir notablemente los síntomas tanto de la manía como de la depresión bipolares. El Antalarmin es un fármaco nuevo que bloquea la respuesta de nuestro cuerpo frente al estrés. Regula a la baja aquellas zonas del cerebro (el hipotálamo y la pituitaria) que indican al cuerpo que debe producir los esteroides del estrés. En ausencia de esta señal, el cuerpo deja de producir los esteroides del estrés y su respuesta física frente al estrés disminuye. Estoy ansioso por ver cómo evoluciona esta línea de investigación.

¿No es posible bloquear las glándulas que secretan los esteroides corporales del estrés?

Las hormonas corporales del estrés tales como el cortisol son liberadas por las glándulas suprarrenales, que están situadas en la parte superior de los riñones. La mifepristona (Mifeprex) reduce el exceso de hormonas esteroides causado por la sobrestimulación de las glándulas suprarrenales. Esto se consigue apagando los interruptores (los receptores de glucocorticoides) de las glándulas suprarrenales que activan los esteroides del estrés. En estos momentos hay varios estudios en curso cuyo objetivo es determinar si esta actuación servirá para normalizar la fisiología cerebral en el trastorno bipolar.

He oído que algunos medicamentos para el Alzheimer pueden tratar la depresión. ¿En qué medida es eso cierto?

La memantina (Namenda) está indicada para tratar la demencia de Alzheimer. Esta sustancia regula las células nerviosas que producen un neurotransmisor llamado glutamato, que sirve para controlar la producción de esteroides del estrés por parte de nuestro organismo. En la actualidad, el National Institute of Mental Health (NIMH) está estudiando los posibles usos terapéuticos de este fármaco en pacientes deprimidos.

He oído que hay eutimizantes que bloquean los esteroides del estrés. ¿Cuáles son?

La lamotrigina (Lamictal) y el topiramato (Topamax) bloquean el glutamato, que participa en la liberación de las hormonas esteroides de nuestro cuerpo. Por tanto, estos eutimizantes pueden ser especialmente efectivos para combatir la depresión bipolar.

Una amiga con esclerosis lateral amiotrófica (ELA) me dijo que se sentía menos deprimida al tomar un fármaco llamado riluzol. ¿Podría servir para aliviar mi depresión bipolar?

El riluzol (Rilutek) es un fármaco empleado para tratar la esclerosis lateral amiotrófica (ELA) que también bloquea el glutamato. Se está investigando si servirá para reducir los síntomas de la depresión.

¿Hay algún medicamento antiataques nuevo que pueda ayudar a los enfermos de trastorno bipolar?

Dado que los eutimizantes también bloquean los ataques, cada nuevo fármaco anticonvulsionante es testado al objeto de averiguar si sería útil en el tratamiento del trastorno bipolar. La pregabalina (Lyrica) es un medicamento perteneciente a este grupo que, al parecer, reduce la ansiedad y actualmente se realizan ensayos con ella.

¿Hay algún fármaco contra las náuseas que también pueda aliviar la depresión?

El aprepitant (Emend) bloquea una hormona llamada Sustancia P que causa dolor. Este medicamento puede reducir las lesiones neuronales debidas al estrés en el hipotálamo, la zona del cerebro que controla la producción de los esteroides corporales del estrés. Es por ello que podría servir para controlar la depresión bipolar.

¿Ha oído hablar de un fármaco que se llama modafinila?

La modafinila ha sido autorizada para tratar determinados trastornos del sueño. Los científicos piensan que actúa sobre el sistema neuroquímico de la histamina y que difiere de los demás estimuladores disponibles. He intentado usarla como último recurso para conseguir un alivio inmediato de la fatiga en la depresión bipolar. Sin embargo, todavía no tenemos la certeza de que sea un fármaco inocuo en el tratamiento del trastorno bipolar; en otras palabras, ignoramos si desencadena la depresión o la manía.

Tratamientos para el trastorno bipolar que no emplean fármacos

Siempre me preguntan si existen tratamientos para el trastorno bipolar que no comporten el uso de fármacos. A decir verdad, hay algunos tratamientos nuevos que prometen una notable mejoría en quienes padecen la enfermedad maníaco-depresiva. Tenga en cuenta que nuestro conocimiento de estas técnicas es todavía limitado y, al contrario que los medicamentos, ninguna de ellas se ha revelado capaz de evitar la aparición de los episodios bipolares.

La imagen por resonancia magnética

El 1 de enero de 2004 se publicó un trabajo de investigación procedente de la Harvard University que analizaba un tipo de escáner cerebral que servía para mejorar el estado de ánimo de las personas con trastorno bipolar. Generalmente los escáneres cerebrales son herramientas empleadas para detectar lesiones en el cerebro. La neuroimagen por resonancia magnética (MRI) es una técnica muy útil que funciona de la siguiente manera: el sujeto de estudio se coloca en el interior de un enorme y potente imán circular mientras una computadora analiza el campo magnético de su cuerpo con el fin de generar una imagen detallada de las estructuras internas de su organismo. Esta imagen obtenida por resonancia magnética suele utilizarse en los hospitales para definir el diagnóstico de algunos problemas médicos.

Un tipo especial de MRI denominado imagen espectroscópica por resonancia magnética (EP-MRSI) se utiliza para construir una imagen tridimensional del cerebro y el cuerpo. Los médicos que utilizaban esta novedosa técnica se sorprendieron al descubrir que algunos de sus pacientes declaraban sentirse mejor tras pasar por el escáner. Para verificarlo, los investigadores hicieron pasar a treinta personas con trastorno bipolar por el escáner y seguidamente les entregaron un cuestionario concebido para determinar su estado de ánimo. Veintitrés de estos treinta pacientes (el 78 por ciento) declararon sentirse más felices después de pasar por el escáner. Las variaciones en su estado anímico se producían inmediatamente después de ser escaneados y se prolongaban durante varias horas o incluso días. En la actualidad se está profundizando en el estudio de este fenómeno.

Este experimento tan llamativo deja muchos interrogantes importantes sin respuesta. Para descubrir la verdad que subyace tras este efecto, necesitamos realizar un estudio con pacientes que tengan un diagnóstico inequívoco de trastorno bipolar certificado por expertos en este campo, y que hayan sido evaluados mediante tests clínicos validados para medir la severidad de los síntomas maníaco-depresivos. Hoy por hoy tan sólo sabemos que un grupo de pacientes a los que les fue practicado un escáner declararon haber experimentado una mejoría.

¿Puedo recurrir sin temor a la imagen espectroscópica por resonancia magnética (EP-MRSI)?

Las imágenes por resonancia magnética, si se realizan esporádicamente, no suponen ningún riesgo para la salud, y ciertamente es una técnica bastante más segura e inofensiva que otros escáneres que emplean los rayos X. Sin embargo, desconocemos si el uso reiterado de la imagen espectroscópica por resonancia magnética es seguro para la salud en general y para el trastorno bipolar en particular. Entre sus posibles efectos secundarios a largo plazo encontramos el agravamiento del trastorno bipolar o el cambio de estado de la depresión a la manía.

¿Dónde puedo hacerme un escáner espectroscópico por resonancia magnética para el trastorno bipolar?

En estos momentos, la única manera de hacerse un escáner espectroscópico por resonancia magnética para el trastorno bipolar consiste en participar en uno de los ensayos clínicos aprobados oficialmente. Si lo desea, infórmese sobre esta posibilidad en un hospital asociado a cualquiera de las universidades más importantes del país o busque en Internet. No olvide, sin embargo, que estos estudios están específicamente concebidos para determinar si un tratamiento es seguro y efectivo, lo cual significa que en la actualidad se desconoce si es inocuo o si funciona siquiera. La FDA no autoriza el empleo de la imagen espectroscópica por resonancia magnética como tratamiento aceptado para el trastorno bipolar, de modo que no tenemos la seguridad de que sea una técnica beneficiosa.

La estimulación magnética transcraneal

Existe una tecnología nueva, que está siendo testada, llamada Estimulación magnética transcraneal repetitiva (EMTr). La EMTr emplea una bobina que se activa mediante una corriente eléctrica muy potente al objeto de generar una serie de impulsos magnéticos extremadamente fuertes. La duración de estos impulsos es tan breve que se mide en microsegundos. Esta técnica fue desarrollada en la década de 1980 para verificar la integridad de los nervios corporales. En tiempos recientes se ha podido demostrar que el tratamiento con este aparato magnético produce efectos sobre los trastornos del estado de ánimo.

En la EMTr, el paciente se sienta en una silla y se le coloca en la cabeza una bobina del tamaño de un plato mientras el médico controla un generador de energía eléctrica. Este aparato aplica una serie de impulsos magnéticos rápidos que estimulan la zona del cerebro situada bajo la bobina. En una sesión típica se aplica una batería de impulsos eléctricos durante unos veinte minutos. En este proceso no existe interrupción de la conciencia, y la EMTr no precisa sedación ni anestesia. Algunas personas experimentan una sensación levemente dolorosa en la cabeza aunque en ningún caso comparable a una descarga eléctrica. Un estudio concluyó que el ocho por ciento de los pacientes siente dolor de cabeza después de someterse a la acción de este aparato.

En estos momentos los especialistas están barajando distintos plazos para la aplicación de la EMTr. Además, no existe consenso sobre cuántos tratamientos deben aplicarse ni sobre su frecuencia. Un enfoque bastante extendido consiste en aplicar un tratamiento diario de veinte minutos de duración que se prolonga durante dos o tres semanas y luego se interrumpe para observar los progresos alcanzados. A fecha de hoy no sabemos durante cuánto tiempo se puede controlar la depresión con este tratamiento. Quizá sea necesario aplicar tratamientos periódicos de refuerzo para evitar la recurrencia de la depresión.

¿Qué tiene que decir sobre la EMTr? ¿Cómo funciona en realidad?

Todavía tenemos mucho que aprender sobre el funcionamiento de la estimulación magnética transcraneal repetitiva. Originalmente, los médicos especularon con la idea de que el campo magnético actuaba sobre las moléculas magnéticas localizadas dentro del cerebro, tal como el hierro que se encuentra en los glóbulos rojos. Otro estudio ha puesto de manifiesto ciertas alteraciones en la actividad cerebral y en los niveles hormonales después del tratamiento, y esto podría explicar parcialmente los efectos de la EMTr. Una teoría más reciente sostiene que este campo magnético breve sirve para incrementar el campo eléctrico de las células cerebrales, causando su activación conjunta momentáneamente. Se piensa que la activación sincronizada de las células cerebrales puede aliviar la depresión.

¿La EMTr es realmente eficaz en el tratamiento del trastorno bipolar?

Existen algunas evidencias contradictorias sobre la celeridad con la que el tratamiento con la EMTr puede revertir la depresión. Muchos ensayos tempranos revelaron que la depresión podía ser controlada al cabo de pocas horas tras el tratamiento con la EMTr. Más recientemente, otros estudios algo más controlados y escrupulosos indicaron que este efecto antidepresivo alcanza su punto álgido dos semanas después de recibir el primer tratamiento.

Aunque se están realizando algunos estudios centrados en los efectos de la EMTr sobre el trastorno bipolar, hasta la fecha la mayoría de ellos se ha enfocado en los síntomas del estado de ánimo deprimido y no en el espectro completo de los síntomas bipolares. Después de examinar una treintena de estudios sobre la EMTr, descubrí que ocho de ellos mezclaban pacientes unipolares y bipolares, de manera que no me fue posible determinar cuáles eran los efectos concretos de la EMTr únicamente sobre el trastorno bipolar. Dos estudios sobre el tratamiento de la manía revelaron que esta técnica no mejora ni agrava sus síntomas. Yo no he podido descubrir evidencias convincentes para afirmar que la EMTr es capaz de evitar la aparición de nuevos episodios bipolares. Espero que los médicos que investigan este campo lleven a cabo los estudios necesarios para esclarecer los efectos que produce la EMTr en los síntomas nucleares del trastorno bipolar.

¿Cómo puedo saber que la EMTr es una técnica segura?

La EMTr es una técnica que todavía no ha sido certificada como un tratamiento médico efectivo para el trastorno bipolar. Esto significa que las instancias gubernamentales correspondientes no han concluido que este procedimiento deba ser utilizado salvo en ensayos científicos perfectamente controlados. Muchos médicos reputados no son partidarios del uso de tratamientos no autorizados o en fase experimental, siendo así que, bajo determinadas circunstancias, su uso debería ser considerado no ético. Recuerde que cualquiera puede comprar o construir una máquina y llamarla EMTr. El empleo y la aplicación de corrientes eléctricas de alto voltaje en la cabeza no es cosa baladí. En manos inexpertas o insuficientemente entrenadas, la electricidad y el magnetismo pueden resultar peligrosos o incluso fatales. Por el momento le recomendaría conducirse con mucha cautela en todo lo relativo a la EMTr. Si le interesa la EMTr, busque un ensayo clínico que tenga la aprobación gubernamental y esté avalado por el hospital de alguna universidad de prestigio, un trabajo en el que los médicos expliquen todos los riesgos y los beneficios potenciales de esta técnica.

Acudí a un terapeuta que me aplicó electroimanes en la cabeza y me vendió unos zapatos dotados con imanes. ¿Funcionarán tan bien como la EMTr?

Los imanes débiles para su aplicación directa sobre el cuerpo u ocultos en la ropa se han comercializado en los Estados Unidos desde tiempos de la Guerra Civil. No he conocido a nadie que se haya beneficiado de estos tratamientos. Al margen de la denominación «imán», no existen otras similitudes entre el electroimán de alto voltaje que emplea la EMTr y los imanes débiles y estáticos que se aplican sobre el cuerpo. Estos imanes débiles pueden ser muy adecuados para adherir fotografías en la puerta de su frigorífico, pero seguramente no contribuirán lo más mínimo a mejorar su salud.

La estimulación del nervio vago

La estimulación del nervio vago (ENV) es un tratamiento muy prometedor, aunque poco conocido, y adecuado para el trastorno bipolar. Funciona como un marcapasos cardiaco con la excepción de que está en contacto con el sistema nervioso en lugar de con el corazón.

La ENV ha sido utilizada como tratamiento para la epilepsia severa en Estados Unidos desde 1997. Los médicos descubrieron que la estimulación eléctrica del nervio vago en el cuello podía reducir los ataques en pacientes epilépticos. Asimismo, algunos epilépticos deprimidos que recibieron este tratamiento notaron que su depresión mejoraba. Los médicos repitieron el tratamiento con la ENV en individuos deprimidos que no sufrían estos ataques, y descubrieron que también podía reducir la depresión en personas que no padecen epilepsia. Esto supuso el primer indicio de que la ENV era un tratamiento en potencia para la depresión.

En la unidad de ENV, el paciente es anestesiado para que un cirujano le practique una pequeña incisión en el pecho e introduzca un marcapasos del tamaño y la forma de un reloj de bolsillo. Este dispositivo queda fijado bajo la piel del pecho. Los cables del marcapasos son deslizados por debajo de la piel hasta el cuello, donde se enrollan alrededor de un segmento del nervio vago. El marcapasos genera pequeños impulsos eléctricos que estimulan el nervio vago en intervalos determinados con antelación y a lo largo de todo el día. Como en un marcapasos cardiaco, los impulsos pueden ajustarse y la unidad puede ser encendida o apagada a voluntad desde el exterior del cuerpo. Esta operación dura alrededor de una hora y puede practicarse con anestesia local en la consulta de un médico.

Los médicos todavía no han determinado cómo actúa exactamente la ENV sobre el sistema nervioso en el tratamiento de la depresión. Se sabe que la ENV, al igual que los fármacos antidepresivos, incrementa las cantidades de aquellos neurotransmisores implicados en la depresión, tales como la serotonina, la norepinefrina, el ácido gamma-aminobutírico y el glutamato. Como resultado de incrementar estos neurotransmisores la ENV podría aliviar los síntomas de la depresión. La ENV también facilita el riego sanguíneo en determinadas zonas del cerebro, especialmente en la mitad derecha del mismo, y esto podría contribuir a los efectos antidepresivos de la ENV. Además, la ENV posee un efecto inhibidor de los ataques, al igual que la mayoría de los otros tratamientos no médicos y los fármacos empleados para tratar el trastorno bipolar.

¿La ENV funciona?

Los tratamientos con la ENV son efectivos para reducir o eliminar la depresión en casi la mitad de los pacientes que los reciben. Puede que esta cifra no le parezca muy elevada, pero cabe recordar que los pacientes a los que se les recomienda el tratamiento con la ENV presentan una depresión tan severa que otros métodos o tratamientos son completamente ineficaces. Otra ventaja de la ENV es que el alivio de los síntomas de la depresión persiste mientras el dispositivo permanece en su lugar. Esto significa que un único procedimiento quirúrgico podría eliminar potencialmente la depresión para el resto de su vida. Igualmente, la ENV podría producir otros efectos positivos. Por ejemplo: algunos estudios han demostrado que la velocidad y la organización de los pensamientos pueden aumentar tras el tratamiento con la ENV.

¿La ENV tiene efectos secundarios?

Los individuos con implantes de ENV normalmente sienten un leve cosquilleo cuando se aplica la estimulación con impulsos eléctricos. Esta sensación generalmente deviene casi imperceptible al cabo de un corto periodo de tiempo. Algunos estudios de la ENV en la epilepsia han determinado que menos del uno por ciento de los pacientes experimentan complicaciones quirúrgicas. En ocasiones, los receptores del marcapasos declaran sentir afonía, tos, dolor de garganta o falta de aliento, si bien normalmente se trata de cuadros menores.

Algunos estudios han determinado que el tratamiento con la ENV puede inducir la hipomanía, la agitación y/o el pánico. Esto me hace sospechar que la ENV puede ser un procedimiento capaz de trasformar la depresión en manía, y no un verdadero tratamiento para los síntomas nucleares de la depresión bipolar. Estas activaciones sólo sirven para exacerbar la enfermedad bipolar y pueden ser capaces de agravar de forma permanente los síntomas bipolares y menguar la respuesta de la enfermedad a otros tratamientos.

Desafortunadamente para quienes padecen trastorno bipolar, la mayor parte de los estudios de la ENV usada para tratar la depresión no separan los sujetos con trastorno bipolar de quienes padecen una depresión mayor unipolar, dos patologías completamente distintas. Cuando los grupos de estudio están integrados por pacientes mezclados, resulta muy difícil determinar el efecto de la ENV únicamente sobre el trastorno bipolar. Tan sólo podemos confiar en que, a medida que se conozca mejor la naturaleza de la enfermedad bipolar, un número creciente de investigadores dejará de agrupar pacientes con enfermedades distintas bajo el epígrafe genérico de la «depresión».

Asimismo, estamos obviando unos datos muy necesarios para comparar la efectividad del tratamiento con la ENV con el tratamiento farmacológico del trastorno bipolar. Para muchas personas que padecen trastorno bipolar, actualmente existen medicamentos que proporcionan un buen tratamiento tanto para la depresión como para la manía y con efectos secundarios mínimos. Estos medicamentos también pueden evitar la recurrencia de los síntomas bipolares una vez que han cesado. Todavía no sabemos si la ENV puede funcionar tan satisfactoriamente en estos aspectos de la enfermedad. Además, desconocemos si la ENV por sí sola basta para tratar el trastorno bipolar o si el paciente precisará otros medicamentos suplementarios.

Me gusta vivir peligrosamente. ¿Me convendría hacerme con uno de estos nuevos marcapasos de ENV?

La ENV está indicada para tratar la depresión severa que no puede ser tratada por otras vías. La ENV no está indicada específicamente como tratamiento del trastorno bipolar. En este momento no sabemos si la ENV sería efectiva en el tratamiento del trastorno bipolar ni cuáles serían sus riesgos potenciales. Con todo, si usted desea probar la ENV, considere la posibilidad de participar en un ensayo clínico aprobado por la autoridad competente en esta materia. Los responsables de estos estudios están obligados a informarle de todos los riesgos conocidos y de los posibles beneficios del tratamiento antes de iniciar su participación. De no ser así, opino que todavía es demasiado pronto para recurrir a la ENV, aun cuando sea posible encontrar algunos médicos dispuestos a practicar este procedimiento. Sea, pues, paciente y espere a que sepamos más sobre la ENV.

Las terapias electro y magnéticoconvulsivas

Las terapias convulsivas constituyen otro ejemplo de la misteriosa e inequívoca conexión que existe entre la epilepsia y el trastorno bipolar. Desde la década de 1930 sabemos que incluso un ataque menor puede reducir o eliminar la depresión o la manía de manera casi inmediata.

En la terapia electroconvulsiva (TEC) se emplea una estimulación eléctrica similar a la de una pila con objeto de provocar un ataque menor en un paciente previamente anestesiado. Este ataque es tan pequeño que la única evidencia de que ha tenido lugar es un leve movimiento del dedo gordo del pie, pero es suficiente para alterar el curso de los trastornos del estado de ánimo.

La terapia electroconvulsiva es el único tratamiento conocido que no emplea fármacos, está aprobado oficialmente y es capaz de interrumpir la depresión y la manía, así como de reducir el riesgo de su recurrencia. Tanto en la depresión como en la manía puede producir una mejoría ostensible en cuestión de minutos u horas tras practicarse el procedimiento. Numerosos estudios indican que la TEC puede ser más efectiva que las medicaciones con menos efectos secundarios. Otros estudios indican que la TEC es tan inocua y fiable que puede incluso ser empleada para tratar a mujeres embarazadas sin que cause problemas para el feto.

En tiempos recientes se ha ensayado un tipo de tratamiento muy similar que recurre a la estimulación magnética en lugar de la eléctrica. Como en la EMTr, un potente imán se coloca bajo el cuero cabelludo, si bien, en este caso, el impulso magnético provoca un ataque menor. Estos tratamientos magnéticos pueden proporcionar algunos de los beneficios de la TEC eludiendo las complicaciones derivadas de la estimulación eléctrica directa.

Existe una gran controversia pública en torno a la TEC. Algunos pacientes me han hablado de los malos resultados publicados en la prensa no especializada. Es más, he estado en algunas comunidades donde la autoridad competente ha decidido ilegalizar su uso por parte de los médicos, lo cual limita las opciones de los pacientes. Puesto que yo no ejercía cuando se produjeron algunos casos de abuso a mediados de la década de 1960, no poseo información directa sobre el asunto. En cambio, tengo experiencia directa en el trato con pacientes a los que otros médicos les han aplicado la terapia electroconvulsiva. Pues bien, resulta que sus síntomas maníaco-depresivos mejoraron de manera sensible con este procedimiento.

No ofrezco ni he ofrecido esta terapia a mis pacientes. Y creo que nunca lo haré. A fecha de hoy comporta una carga emocional excesiva que podría interponerse entre mis pacientes y yo. Incluso mi compañía aseguradora me obliga a abonar una cantidad adicional si decido ofrecer esta terapia. Por tanto, opto por poner el tema sobre la mesa y explico la TEC a mis pacientes en mayor o menor profundidad según sus deseos. Si un paciente considera que quiere someterse a la TEC, yo estoy en la mejor disposición para ayudarle a encontrar un médico que pueda practicarle el tratamiento. Esperaré a que se publiquen los resultados de la investigación realizada con la terapia magnéticaconvulsiva antes de forjar mi criterio sobre la misma.

Medicaciones que pueden agravar el trastorno bipolar

Los individuos que padecen trastorno bipolar presentan una fisiología del sistema nervioso particular. Sin embargo, las compañías farmacéuticas y la FDA no testan los medicamentos para verificar si son seguros y efectivos en los enfermos de trastorno bipolar. En consecuencia, no disponemos de la información y los estudios científicos adecuados para determinar qué medicamentos son seguros y cuáles deberíamos evitar. Indagué en el *Physician's Desk Reference* (PDR) y descubrí que muchas de estas medicaciones presentan efectos secundarios tales como el comportamiento maníaco o la euforia. Muchos de los medicamentos que aparecen en esta lista son antidepresivos, esteroides, medicinas narcóticas para el dolor, medicamentos para la migraña, estimulantes y medicinas antivirales. Muchos de ellos también pueden causar ataques como efecto secundario.

Los antidepresivos

Los antidepresivos están diseñados y son comercializados para tratar a los pacientes que sufren la depresión mayor unipolar, una enfermedad sustancialmente diferente de la depresión bipolar. Ambas patologías presentan síntomas diferentes, una bioquímica distinta y atacan distintas zonas del cerebro. Además, los tests para determinar la seguridad de los antidepresivos son practicados mayormente en personas que padecen una depresión mayor unipolar. Por esta razón no son aplicables a su caso.

El efecto dramático de los ataques en la depresión

Un fin de semana, estaba trabajando en un importante centro médico de la Administración de Veteranos de Guerra cuando recibí una llamada urgente desde una de las unidades de salud mental. Una enfermera de la citada unidad me pidió que acudiese lo antes posible porque un paciente había sufrido un ataque. Este paciente sufría epilepsia desde la infancia. Todos sabían que en ocasiones olvidaba tomar su medicación y por ello sufría ataques inesperados. Si había sido hospitalizado en el centro era porque padecía una depresión severa con inclinaciones suicidas.

Corrí a toda prisa por los pasillos del hospital y entré en una sala donde el paciente en cuestión se hallaba tumbado en el suelo, todavía contorsionándose. Cuando me incliné sobre él para preguntarle si se encontraba bien, me miró con ojos ausentes y respondió: «Sí, supongo que sí». Un instante después se incorporó como el rayo y se sentó con una sonrisa dibujada en sus labios. En voz alta me dijo: «Estoy muy bien, completamente recuperado de mi depresión. ¡Estoy listo para irme a casa!».

Como era de esperar, el ataque sufrido por este paciente tuvo un efecto antidepresivo tan potente que todo el espectro de sus síntomas antidepresivos se disipó durante breves instantes y volvió a sentirse como en su mejor momento. Lo examiné concienzudamente y me convencí de que en verdad había superado la depresión. Así pues, esa misma tarde lo envié de vuelta a su casa para mayor alivio de sus familiares.

¿No puedo tomar antidepresivos para tratar mi depresión bipolar?

Procuro no prescribir medicinas del grupo de los antidepresivos a mis pacientes, dado que generalmente no son demasiado útiles para tratar la depresión bipolar. En todo caso, los antidepresivos pueden agravarla o bien desencadenar la manía y la psicosis. De hecho, si usted consulta la fuente más fiable y extendida entre los profesionales, el *Physician's Desk Reference* (PDR), encontrará una advertencia en este sentido en la documentación que acompaña a la mayoría de los antidepresivos.

Muchos médicos creen que el aumento de los casos de trastorno bipolar en años recientes y su mayor gravedad tienen su causa en los antidepresivos prescritos a los niños con depresión bipolar. Actualmente pensamos que la administración de antidepresivos durante la infancia agravó su trastorno bipolar para el resto de sus vidas.

En mi práctica diaria he visto cómo dosis normales de un amplio abanico de antidepresivos comunes, tales como la fluoxetina (Prozac), el citalopram (Celexa), la fluvoxamina (Luvox), el bupropión (Wellbutrin), la desipramina (Norpramin), la imipramina (Tofranil), la protriptilina (Vivactil), la amitriptilina (Elavil) y la fenelcina (Nardil), han agravado la depresión y desencadenado la manía y/o la psicosis. En dosis elevadas, la experiencia me indica que la paroxetina (Paxil), la sertralina (Zoloft), la venlafaxina (Effexor) y la doxepina (Sinequan) desencadenan la manía.

Referiré algunos ejemplos. Una mujer de maneras habitualmente corteses y aquejada de trastorno bipolar, tomó por error el antidepresivo citalopram (Celexa) y empezó a verse envuelta en peleas con desconocidos en espacios públicos. Tan encarnizadas eran estas disputas que fue necesario llamar a la policía. A un hombre de negocios de mediana edad y también con trastorno bipolar se le recetó fenelcina (Nardil); pues bien, este hombre se sentía tan invencible que sufrió un accidente de tráfico cuando conducía su automóvil a 160 km/h. Una mujer con trastorno bipolar tomó fluoxetina (Prozac) y riñó con sus compañeros de trabajo, dejó su prestigioso puesto, vació la cuenta bancaria familiar y desapareció sin dejar rastro.

¿Hay algún antidepresivo que no desencadene la manía?

No me consta que la trazodona (Desyrel) cause la manía o agrave la depresión bipolar. He podido comprobar que la trazodona mejora el sueño y reduce la ansiedad y el enojo en personas que sufren trastorno bipolar. Sea como fuere, no deja de ser un antidepresivo y no puedo responder por su seguridad.

¿Es verdad que se pueden tomar antidepresivos siempre y cuando se tome también otra medicación?

Esta cuestión está siendo objeto de un intenso debate entre los profesionales de la medicina. Muchos médicos creen que se puede administrar un antidepresivo si se combina con un eutimizante o un antipsicótico típico. Existe también una combinación farmacológica que contiene fluoxetina y un antipsicótico llamado olanzapina.

Algunos estudios revelan que los tratamientos combinados son seguros dado que en sólo un cinco por ciento de los casos desencadenan la manía. Examinemos esta conclusión con más detenimiento. Una probabilidad del cinco por ciento de que aparezca la manía o la psicosis sigue siendo una probabilidad entre veinte de que usted acabe en el hospital, pierda todos sus ahorros, rompa su familia o eche toda su carrera por la borda. En mi opinión, es una situación altamente peligrosa que podría conducirle a la ruina.

Evitar el inicio de los episodios bipolares es el objetivo más importante de cualquier tratamiento del trastorno bipolar. Sospecho que tomar antidepresivos puede dificultar el bloqueo de nuevos episodios de la manía bipolar, la depresión bipolar, o la psicosis. Puesto que ya se comercializan tratamientos farmacológicos seguros para combatir el trastorno bipolar, tales como los eutimizantes, los antipsicóticos atípicos, los inhibidores MAO como la tranilcipromina (Parnate), y algunos otros, ¿qué razón tendría usted para correr el riesgo de tomar antidepresivos antes de que se disipen todas las dudas?

¿Conoce algún estudio que avale el uso y la seguridad de los antidepresivos en el tratamiento del trastorno bipolar?

Se realizó un importante estudio con muchos pacientes de trastorno bipolar que tomaban antidepresivos. El setenta y cinco por ciento de los sujetos estaban tomando fármacos estabilizadores del ánimo de algún tipo en dosis desconocidas. La duración del estudio variaba entre las cuatro y las diez semanas. Pues bien, este estudio concluyó que algo más del cinco por ciento de los pacientes con trastorno bipolar tratados con antidepresivos experimentaban episodios maníacos relevantes.

Otras investigaciones que he podido consultar hasta la fecha revelan que los antidepresivos desencadenan la manía y la psicosis en un porcentaje que oscila entre el cinco y el veinte por ciento de las personas que los toman.

No obstante, estos resultados son engañosos porque sólo contabilizan a las personas que presentaban una manía claramente diagnosticable durante el tiempo que se prolongó el estudio. Además, muchas reacciones a los antidepresivos no fueron contempladas en esta investigación. Por ejemplo: el estudio no contabilizaba a las personas que desarrollaron una manía demasiado leve para ser diagnosticada pero que interfería en sus vidas; tampoco a aquellos cuya depresión se agravó ni a quienes desarrollaron una psicosis no maníaca; ni a los que se deprimieron más, ni a los que vieron agravarse su manía o su psicosis una vez terminado el estudio, ni a los sujetos cuyo trastorno bipolar empeoró para el resto de su vida siendo más difícil de tratar como consecuencia del tratamiento con antidepresivos. A la vista de estos factores adicionales, estimo que los fármacos antidepresivos empeoran la calidad de vida de las personas con trastorno bipolar en un porcentaje muy superior al cinco por ciento.

¿Todos los médicos comparten sus inquietudes respecto a la toma de antidepresivos por parte de los pacientes con trastorno bipolar?

No. Muchos médicos creen que pueden prescribir antidepresivos de manera efectiva y segura en el trastorno bipolar, especialmente si los combinan con un eutimizante. Si su médico quiere darle antidepresivos, cerciórese de entender y aceptar los riesgos derivados de su uso.

Tomaba un antidepresivo que me hacía bien. ¿Por qué dejó de funcionar?

Los antidepresivos no están diseñados para tratar la depresión bipolar; es por ello que tanto su funcionamiento como la duración de sus efectos son imprevisibles. Cuando un paciente nuevo acude a mí y enumera todos los antidepresivos que ha tomado y con los que no ha obtenido resultados positivos o que dejaron de hacerle bien, de inmediato sospecho que padece trastorno bipolar.

De manera infrecuente, cuando una persona con depresión bipolar toma un antidepresivo, suele experimentar un breve brote maníaco que se prolonga durante unos pocos días o meses. En algunas ocasiones, el paciente maníaco no cae en la cuenta de que algo no va bien, puesto que parece sensato pensar que el simple hecho de tomar antidepresivos hará que se sienta mejor que nunca.

He conocido a muchos individuos que experimentaron este episodio maníaco, tan breve y tan extático, y que posteriormente se pasaron la vida esperando el retorno de este anhelado «subidón», intentando recrear aquella imborrable experiencia. Si es cierto que la euforia fue provocada por el antidepresivo, estos pacientes podrían adentrarse en un interminable periplo por las consultas de muchos médicos y probar innumerables antidepresivos en un intento vano por revivir aquel estado maníaco.

Un médico me aseguró que el Wellbutrin no provoca la manía. ¿Es cierto?

Siempre que se comercializa un antidepresivo nuevo, la comunidad médica espera que sea el fármaco ideal para tratar el trastorno bipolar. Lamentablemente, he conocido muchos pacientes con trastorno bipolar que padecían manía o psicosis cuando tomaban bupropión (Wellbutrin) en las dosis clínicas habituales.

Hace años, le di bupropión a un abuelo de setenta y cuatro años de edad sin saber que padecía trastorno bipolar. Su estado de ánimo mejoró sensiblemente, pero se obsesionó tanto con el sexo oral que no dejaba de hablar de este asunto, incesantemente, en presencia de su esposa, sus hijos y sus vecinos. Cuando decidí interrumpir el tratamiento con bupropión, este pobre hombre volvió a la normalidad. Su anciana mujer acudió a mi consulta y me espetó cuatro verdades bien dichas.

Los narcóticos y los analgésicos

La medicina narcótica contra el dolor puede agravar los síntomas del trastorno bipolar. Por ejemplo, en una ocasión trabajé con un paciente con trastorno bipolar, un varón extremadamente meticuloso, que por entonces tomaba Vicodin (hidrocodona y paracetamol) en tabletas tras habérsele practicado una cirugía menor. En los días siguientes empezó a sentirse más y más distraído, sus reacciones y sus procesos mentales se ralentizaron, y como consecuencia de ello sufrió un accidente de automóvil. Asimismo, he oído numerosas historias por boca de pacientes bipolares que presentaron síntomas psicóticos después de haber tomado un medicamento narcótico contra el dolor llamado meperidina (Demerol).

Además del Vicodin y el Demerol, yo procuro evitar las marcas que siguen: Demerol, Dilaudid, Darvocet, Darvon, Lortab, Norco, OxyContin, Percocet, Percodan, Vicoprofen y Zydone.

¿Las personas con trastorno bipolar son más propensas a padecer adicción a los calmantes del dolor?

Las personas con trastorno bipolar son propensas al abuso desmedido de numerosas sustancias, quizá porque muchas de ellas desencadenan la manía. En particular, los individuos que padecen esta enfermedad maníaco-depresiva constituyen un grupo de alto riesgo ante el abuso de narcóticos. Es otra buena razón para no tomar narcóticos de ningún tipo.

¿Qué me dice de la codeína a secas?

La codeína puede utilizarse con garantías en pacientes que padecen trastorno bipolar. Tal vez quiera probarla para combatir el dolor y bajo la supervisión de su médico. Sin embargo, sus efectos son discutibles dado que muchos de mis pacientes aseguran que la codeína no logra calmar sus dolores satisfactoriamente.

¿Los medicamentos que se despachan sin receta médica contienen narcóticos?

Es posible. El dextrometorfano es una sustancia narcótica que puede encontrarse en los jarabes y las pastillas contra la tos. El dextrometorfano es similar a la meperidina narcótica (Demerol), pero no sirve para calmar el dolor ni genera adicción en las personas que no padecen este trastorno. No obstante, me consta que algunos jarabes contra la tos que contienen dextrometorfano en su composición desencadenan la manía severa y la psicosis.

En una ocasión traté a un anciano que alquilaba apartamentos y disfrutaba de una vida muy holgada y estable. Cuando un invierno sufrió un fuerte resfriado, empezó a medicarse con dosis altas de un medicamento contra la tos que contiene dextrometorfano. A raíz de esto desarrolló su primer episodio de manía psicótica en toda regla. Pues bien, lo llamativo del caso es que se imaginó que una estudiante universitaria de primer curso se había enamorado locamente de él, y había decidido escribir una biografía para comunicar al mundo las maravillas de su persona. Creyendo que esta estudiante quería casarse con él, hizo denodados esfuerzos por granjearse el afecto de la muchacha. Finalmente, este hombre tuvo que ser hospitalizado, se interrumpió el tratamiento con el medicamento contra la tos, y se le prescribió un eutimizante. Cuando recuperó la lucidez, se sintió tremendamente avergonzado y la muchacha pudo respirar aliviada.

Mis pacientes de trastorno bipolar obtienen resultados satisfactorios con un medicamento contra la tos que se vende bajo prescripción médica y responde al nombre de Tessalon Perles (benzonatato), y con un jarabe contra la tos que contiene difenhidramina y que puede adquirirse en cualquier parafarmacia. Sin embargo, este último puede causar somnolencia. Otra alternativa consiste en utilizar un pulverizador anestésico para la garganta que contiene fenol (como el Chloraseptic), indicado para combatir la tos leve.

¿El Fiorinal es realmente un calmante del dolor? Mi médico dice que en ningún caso piensa prescribírmelo.

Técnicamente, el butalbital (Fiorinal, Fioricet, Medigesic, Esgic y Sedapap) no es más que un barbiturato somnífero, pero parece producir efectos calmantes del dolor en muchos de mis pacientes bipolares. No obstante, se trata de una sustancia tan peligrosa y adictiva que rara vez la utilizo, y nunca la prescribo para más de un día.

¿Existe algún tratamiento contra el dolor que no comporte el uso de medicamentos?

La relajación y la meditación pueden servir para mitigar el dolor (véase el capítulo 2). La quiropráctica y la acupuntura también ocupan un lugar entre las terapias para combatir el dolor, siendo especialmente indicadas para tratar los problemas musculares y de los huesos. Un proceso llamado TENS, que comporta la estimulación de los nervios del dolor mediante descargas eléctricas suaves aplicadas sobre la piel, suele revelarse efectivo para aliviar los dolores corporales. En todo caso, para aprovechar todas sus virtudes usted tendrá que encontrar un terapeuta perfectamente cualificado y con suficiente experiencia en esta técnica.

¿Por qué cada vez que voy al dentista sufro un brote de trastorno bipolar? ¿Acaso es el Novocain?

Seguramente la causa debe buscarse en la adrenalina (también llamada epinefrina) que el dentista agrega a la anestesia local aplicada para disminuir la hemorragia. Los dentistas la denominan «Novocain con EPI». Considero que una producción anormal de adrenalina puede contribuir a la aparición de los síntomas de trastorno bipolar. La adición de adrenalina al cuerpo podría descontrolarlo todo.

Capítulo 4
CÓMO ENCONTRAR EL MÉDICO ADECUADO

En una relación profesional ideal, el médico informa a sus pacientes de los beneficios y los riesgos que conllevan las mejores opciones de tratamiento. Asimismo, ambos analizan sus inquietudes y acuerdan cuál debe ser la línea de actuación. De este modo, ambas perspectivas se imbrican con el propósito de resolver satisfactoriamente el problema. Construir una relación médico-paciente basada en el respeto y la confianza requiere de mucho trabajo y la asociación de las personas adecuadas.

¿Qué médicos reciben formación en los fármacos que sirven para tratar el trastorno bipolar?

Aunque cualquier doctor está facultado para prescribir medicamentos, son los psiquiatras quienes han recibido la formación más extensa y adecuada en la diagnosis y el tratamiento de los trastornos mentales y emocionales. Algunos psiquiatras (los psicofarmacólogos) se especializan únicamente en medicamentos. Otros psiquiatras tienen un interés más específico y experiencia en el tratamiento del trastorno bipolar por medio de la combinación de fármacos y psicoterapia.

¿Necesito encontrar un buen psiquiatra. ¿Qué debo hacer para localizarlo?

Pregunte a su médico habitual si sabe de algún psiquiatra que pueda recomendarle. Busque hospitales asociados con los centros universitarios más importantes del país y localice a los mejores especialistas e cada campo. Póngase en contacto con las asociaciones médicas y psiquiátricas de su zona y pida referencias. Si alguno de sus amigos tiene un psiquiatra merecedor de su confianza, pregúntele lo que desee. Otra manera de obtener referencias sobre los psiquiatras más reputados consiste en asistir a las reuniones y seminarios locales sobre el trastorno bipolar y frecuentar los grupos de apoyo organizados alrededor de esta patología.

¿Qué tengo que saber sobre un psiquiatra antes de tomar la decisión de seguir un tratamiento con él o ella?

Póngase en contacto con el Colegio de Médicos. Verifique que el psiquiatra que usted ha seleccionado posee la titulación necesaria y está autorizado para ejercer la medicina en su localidad, y averigüe si existe algún antecedente negativo.

Las administraciones competentes le informarán sobre si un médico está siendo investigado por malas prácticas o si ha sido acusado de negligencia. Al margen de esto, si desea contrastar las credenciales de un especialista averigüe lo siguiente:

- ¿En qué universidad estudió y dónde recibió su formación en psiquiatría?
- Si el organismo competente le ha concedido su autorización para el ejercicio de esta disciplina, y si posee otras certificaciones y/o titulaciones (tales como suicidiología o psiquiatría geriátrica).
- Si forma o ha formado parte del cuerpo docente de una facultad universitaria, y si se dedicaba a la docencia, la investigación o la práctica clínica.
- Si es miembro de alguna sociedad médica importante.
- Si ha obtenido premios o reconocimientos significativos.

Sea como fuere, este enfoque siempre plantea un problema. Un buen currículo o unas credenciales deslumbrantes no siempre son garantía de la buena calidad profesional de un médico, toda vez que algunos especialistas (en particular los de más edad) pueden disponer de una sabiduría que no se aprende en la facultad. Esto es algo que seguramente no averiguará con sus pesquisas.

Así pues, le sugiero que se ponga en contacto con el psiquiatra que está considerando contratar y averigüe de primera mano quién es y a qué se dedica exactamente. Formule aquellas preguntas que puedan servirle para determinar si su formación, su enfoque terapéutico y su personalidad son lo que usted busca, cuestiones como las que paso a relatar ahora:

- ¿Está verdaderamente interesado en tratar el trastorno bipolar?
- ¿La prescripción de fármacos contra el trastorno le genera alguna incomodidad?
- ¿Cuántos pacientes de esta enfermedad está tratando actualmente?
- ¿Cuántos pacientes del trastorno bipolar ha tratado a lo largo de su carrera profesional?
- Si quiere que su psiquiatra sea también su psicoterapeuta, pregúntele qué tipos de psicoterapia puede ofrecerle y qué tipos específicos de terapia considera que son los más útiles para combatir el trastorno bipolar.

Recuerde que estos profesionales suelen estar muy ocupados y no podrán dedicarle mucho tiempo si usted todavía no es su paciente. Persevere y muéstrese comprensivo ante las posibles interrupciones y/o restricciones en el tiempo que le dediquen.

Cuando esté satisfecho, concierte una entrevista para que evalúe su caso, y esté listo para abonar lo que le pida. Si lo estima oportuno, lleve consigo este libro para no olvidar ninguna de las cuestiones que le interesa abordar durante la primera sesión.

¿Puedo obtener del psiquiatra más información sobre el trastorno bipolar?

Usted debería utilizar una parte significativa del tiempo que pase con su psiquiatra para informarse sobre la enfermedad maníaco-depresiva y su tratamiento. Usted necesita aprender todo lo que pueda sobre esta patología al objeto de preservar su salud y colaborar en la gestión de su tratamiento. Para ello le convendrá trabajar con un psiquiatra que esté realmente interesado en el trastorno y dispuesto a dedicar parte de su tiempo a educarle en la enfermedad bipolar.

¿Puedo encontrar un buen doctor en mi zona?

En algunas regiones hay muy pocos psiquiatras. Si usted reside en una de estas zonas, seguramente tendrá que optar entre un médico menos experimentado al que conoce y un especialista muy prestigioso pero que, al menos inicialmente, será un perfecto extraño para usted. Además, es muy probable que tenga que realizar un desplazamiento largo para entrevistarse con el facultativo.

¿Y si el doctor que he elegido tiene una larga lista de espera? ¿Y si no consigo concertar una entrevista?

Si usted no consigue ver al psiquiatra elegido, haga la prueba de pedir a otro médico que llame a ese psiquiatra y le recomiende como paciente. En este mismo sentido, también puede conseguir que algún médico familiar o amigo le recomiende como paciente. Sea flexible en lo tocante a las horas de visita disponibles o espere a que se produzcan cancelaciones.

¿Puedo limitarme a solicitar una o dos entrevistas con un especialista para conocer su opinión sobre mi caso?

La mayoría de los especialistas le ofrecerá este servicio. Asegúrese, en todo caso, de que ambas partes entienden que sólo se trata de una consulta, y de que no existe compromiso por su parte de convertirse en su paciente. En la práctica esto significa que el doctor consultado no se hará responsable de su tratamiento una vez que usted abandone su consulta.

Cuando haya obtenido un diagnóstico preciso y un plan de tratamiento específico para su caso, usted podrá preguntar al especialista si en adelante estaría dispuesto a trabajar en coordinación con su médico habitual, o, si lo prefiere, pregúntele si le aceptaría como paciente.

¿Debería recurrir a un profesional de la medicina alternativa?

No existen tratamientos alternativos para el trastorno bipolar cuyas efectividad y seguridad hayan podido ser demostradas científicamente. No obstante, algunos tratamientos alternativos pueden ser útiles para reducir los síntomas del estrés, la ansiedad y el dolor. Pida al profesional alternativo que se ponga en contacto con su médico al objeto de que el tratamiento seguido no interfiera con el tratamiento principal para la enfermedad bipolar.

Cerciórese también de su profesionalidad, compruebe su titulación, y procure que le exponga los riesgos y los beneficios del tratamiento que le propone en comparación con los cuidados que plantea la medicina tradicional. Si usted trata con un profesional de medicina alternativa que le hace promesas, actúa con arrogancia y arremete contra otros profesionales, salga inmediatamente de su despacho. Si le carga unos honorarios elevados y pretende que usted contrate tratamientos por anticipado, no vacile y abandone la consulta.

Merece la pena esforzarse hasta encontrar personas realmente cualificadas. Por ejemplo: conozco un grupo de profesionales de la medicina alternativa que en su mayoría poseen titulaciones en enfermería y una extensa experiencia en el trato con pacientes. Muchos de ellos proceden de hospitales muy prestigiosos, hablan y se comportan como profesionales, y gozan del respeto de sus colegas practicantes de la medicina tradicional. Además, no tienen ningún reparo en hablar y colaborar con los médicos de cabecera y los psiquiatras, y no dudarán en explicarle las ventajas y los inconvenientes de su enfoque terapéutico. Son personas muy empáticas y comprensivas que le proporcionarán referencias, le cobrarán honorarios razonables, y no le pedirán que contrate tratamientos por anticipado. Si desea probar estas terapias alternativas, busque a alguien experto en el ramo.

Si finalmente decide someterse a un tratamiento alternativo, asegúrese de tomar su medicación farmacológica escrupulosa y disciplinadamente.

¿Existen profesionales de la medicina alternativa que realizan tratamientos fraudulentos?

En la actualidad, los tratamientos fraudulentos constituyen un gran negocio. A modo de ejemplo: una de mis pacientes me relató su visita a un médico carísimo de Beverly Hills. El objetivo principal de esta visita era la revisión de su tratamiento farmacológico. Pues bien, resulta que este doctor le pidió que sostuviese dos frascos de pastillas con ambas manos y le preguntó cuál de ellos pesaba más. Tras este sencillo experimento, el médico dictaminó cuáles eran los fármacos más indicados para tratar su trastorno bipolar. Esta situación me parece, cuando menos, escalofriante.

Dicho esto, si en su búsqueda de tratamiento usted se topa con un practicante que le parece sospechoso, no lo dude y busque otro.

Capítulo 5
LA PSICOTERAPIA

Durante años, diversos estudios científicos fiables han demostrado que el mejor tratamiento para el trastorno bipolar es una combinación de medicamentos *y* psicoterapia. La experiencia me indica que las personas que combinan la psicoterapia con el tratamiento psicofarmacológico obtienen mejores resultados (en porcentajes que pueden variar entre el veinte y el cincuenta por ciento) que aquéllas que sólo recurren a la medicación. Si usted no puede seguir desde el principio un tratamiento que combine ambas terapias, le recomiendo empezar por el tratamiento psicofarmacológico dado que la buena atención, la memoria y la claridad mental serán de inestimable ayuda cuando usted inicie la psicoterapia.

Tipos de psicoterapia

Hay muchos tipos, escuelas y estilos de psicoterapia: la psicoterapia cognitiva (la búsqueda de patrones de pensamiento problemáticos), la psicoterapia del comportamiento (aprender qué hacer para sentirse mejor), la psicoterapia psicodinámica (el examen de los patrones del subconsciente), la psicoterapia interpersonal (el análisis de las relaciones), la terapia basada en la realidad (enfocarse en el aquí y el ahora), y la terapia de las estructuras familiares (la familia como centro del análisis). En las personas con trastorno bipolar, la educación en la enfermedad y en cómo combatirla es otro objetivo importante del trabajo psicoterapéutico.

¿Qué tipos de psicoterapia son los más adecuados para el trastorno bipolar?

Hay varias psicoterapias que suscitan mi entusiasmo, técnicas que pueden adaptarse perfectamente al tratamiento de la enfermedad bipolar. La terapia basada en la realidad puede ser muy práctica, dado que ayuda a los pacientes en las cuestiones más cotidianas, y les ayuda a reconocer y a cambiar algunos hábitos, tanto personales como interpersonales, que ya no necesitan.

La psicoterapia del comportamiento puede ser muy útil para reestructurar la vida del paciente al objeto de que incluya actividades placenteras al margen de las profesionales, así como para controlar su excesiva concentración en el trabajo o los asuntos sociales. Los terapeutas del comportamiento suelen ser muy diestros en la enseñanza de técnicas para reducir el estrés.

La terapia interpersonal le ayuda a comprender los roles que otras personas han desempeñado en su vida. La terapia psicodinámica puede servirle para reforzar sus límites personales y ayudarle a encontrar y definir su propia identidad. Muchos otros enfoques terapéuticos pueden ser adaptados para complementar el tratamiento farmacológico del trastorno bipolar. Lo más importante es encontrar un terapeuta que tenga un interés especial y experiencia en el tratamiento de personas que padecen esta enfermedad.

¿Qué hace con sus pacientes en las sesiones de psicoterapia?

Suelo enfocarme en las relaciones interpersonales y las interacciones. Trabajo codo con codo con cada paciente al objeto de analizar sus propias interacciones, identificando sus pensamientos y sus sentimientos, para así comprender cómo se comunican. Juntos descubrimos cómo piensan otras personas, cómo sienten y cómo interactúan; cómo debemos interpretar y procesar el significado de sus interacciones y cómo nos afectan. Llegados a este punto, desvelamos los principios de causa y efecto, y los utilizamos para lograr nuestros objetivos vitales. Todo esto nos proporciona un foro para examinar y analizar cuestiones vitales de toda índole a medida que aparecen naturalmente en el curso del trabajo terapéutico.

En el caso concreto del trastorno bipolar, me parece importante mantenerse en el presente como resultado de trabajar lo que está sucediendo ahora. Esto reduce el estrés derivado de determinados pensamientos y recuerdos dolorosos, permitiendo que los pacientes adquieran las habilidades necesarias para controlar sus emociones y evitar ser controlados por ellas. Asimismo, les ayudo a desarrollar estrategias para hacer frente a la enfermedad y reducir el estrés por medio de una serie de ejercicios específicamente concebidos para este fin (véase el capítulo 2).

¿Tendré que ahondar en viejos recuerdos dolorosos?

Su psicoterapia le pertenece. Usted no tiene que hacer nada que no quiera hacer. Pienso que la psicoterapia bipolar debería servir para que usted mantenga bajo control todos aquellos acontecimientos de su pasado que le resulten desagradables, y no para desenterrarlos. Es posible que algunos terapeutas no reparen en que cuando un paciente con trastorno bipolar sale de su consulta una vez terminada la sesión de terapia, sigue experimentando emociones y recuerdos dolorosos que bien podrían atormentarle durante horas o incluso días. Sin embargo, cuando dos personas trabajan cuestiones del presente y forjan una relación de confianza mutua, los viejos recuerdos a menudo surgen en un momento y un contexto en el que pueden ser abordados más cómodamente y con plena objetividad.

Le pondré un ejemplo: en una ocasión trabajé con una mujer que padecía trastorno bipolar y había sufrido abusos infantiles por parte de su madre. Cuando iniciamos nuestra psicoterapia, me pidió que le prometiese que nunca trataría de convencerla para que hablase de su madre, a lo cual yo accedí. Para mi sorpresa, después de que hubiésemos desarrollado una relación basada en el respeto y la confianza, empezó a mencionar a su madre con bastante naturalidad durante nuestras sesiones. Un día acudió a mi consulta y me dijo: «De repente he caído en la cuenta de que estoy hablando con usted de mi madre, pero eso no me incomoda ni me deprime». Yo le respondí: «Pienso que usted lo está haciendo muy bien. Siga así, "no hablando de su madre". Le aseguro que quedará muy satisfecha con el resultado».

Quiero un terapeuta que me diga que todo va bien, que todo funcionará como esperamos. ¿Qué tiene eso de malo?

Si el enfoque terapéutico es más optimista de lo razonable, los pacientes maníacos se crearán falsas esperanzas y los clientes deprimidos se molestarán. Dicho esto, el enfoque más útil consiste en fomentar la verdad y la objetividad en todos los aspectos de la terapia.

Si hubiese naufragado y estuviera solo en una isla desierta y tuviese que diseñar mi propia terapia, ¿cómo debería enfocarla?

Usted debería trabajar con el objetivo de desarrollar una relación sana y objetiva con usted mismo y el mundo que le rodea. Le emplazo a hojear la bibliografía que figura al final de este libro y a buen seguro encontrará información útil para llevarlo a cabo.

¿Cómo sé si debo optar por la psicoterapia o por el tratamiento farmacológico?

¿Quién le ha dicho que tiene que optar? En la actualidad se está produciendo un lamentable enfrentamiento entre los psicofarmacólogos y los psicoterapeutas a propósito de si funcionan mejor los medicamentos o la terapia. Después de considerarlo durante toda una vida de trabajo, tengo la absoluta certeza de que ambas terapias son esenciales para combatir el trastorno bipolar.

¿Necesito tener un terapeuta y un psiquiatra?

Puede tener lo que mejor le parezca. Si al recibir el diagnóstico de trastorno bipolar usted ya cuenta con un buen terapeuta, seguramente querrá mantenerlo. De no ser así, su psiquiatra podrá facilitarle los nombres de algunos terapeutas buenos que bien podría considerar, o también puede buscarlos por su cuenta.

Además, son muchos los psiquiatras que ofrecen medicación y psicoterapia. Si usted confía plenamente en su psiquiatra, podrá preguntarle si estaría dispuesto a ser su terapeuta además de su médico. Por tanto y para minimizar la confusión que suscita esta cuestión, de aquí en adelante cuando escriba «médico» o «terapeuta» asumiré que podría tratarse de la misma persona.

Comprenda las diferencias entre los distintos terapeutas

- En Estados Unidos los **psiquiatras** estudian en la universidad durante al menos doce años. Obtienen un doctorado en medicina (M.D.) y una licenciatura que les permite practicar la medicina general, y luego completan cuatro años de formación adicional en psiquiatría en un hospital oportunamente acreditado. Estudian la biología de las enfermedades emocionales, la naturaleza de las distintas medicaciones y su uso, y aprenden a realizar la psicoterapia. Habida cuenta de su extensa y complicada formación, los psiquiatras generalmente cobran honorarios más elevados que los terapeutas alternativos que ejercen en una misma comunidad. Sólo los médicos están autorizados para prescribir medicamentos.
- Los **psicólogos profesionales** después de obtener la licenciatura pueden optar a hacer el doctorado en un periodo aproximado de 3 años o realizar cursos de especialización en centros oficiales. Muchos psicólogos profesionales son expertos en terapias cognitivas y de comportamiento que pueden ser de mucha utilidad en el tratamiento del trastorno bipolar. Las escuelas de psicología homo-

→

logadas ofrecen una formación excelente, pero no todas las escuelas están homologadas, por lo que será muy importante verificar las credenciales y el currículo de su psicólogo. Los honorarios de los psicólogos profesionales suelen ser más bajos que los de los médicos y más altos que los que estipulan los consejeros.

- Los **consejeros familiares y matrimoniales** completan un posgrado de dos años de duración. Suelen estar formados en los diferentes estilos de terapia de familia. Algunos, pero no todos, están realmente interesados en el trastorno bipolar y tienen alguna experiencia con su tratamiento. Como ya se dijo, las tarifas que aplican los consejeros de familia suelen ser menores que las de los psiquiatras y los psicólogos profesionales.
- Los **enfermeros** finalizan un programa de enfermería básica de dos o tres años de duración, pudiendo también optar por una certificación específica en enfermería de salud mental. Mientras trabajaba en un entorno hospitalario, tuve la oportunidad de conocer a muchos enfermeros que poseían notables conocimientos en enfermedades psiquiátricas.
- Los **trabajadores sociales** obtienen una maestría en trabajo social y están específicamente entrenados para la gestión de patologías mentales en grados moderado y severo, muy particularmente en el contexto de la medicina pública. Por lo general, conocen bien los servicios públicos de ámbitos nacional, regional y local que pueden servir de ayuda a los pacientes con trastorno bipolar y sus familias. Algunos trabajadores sociales ofrecen sus servicios con tarifas bajas o incluso a plazos. Los trabajadores sociales clínicos homologados poseen formación especial en el tratamiento de enfermedades mentales. Conozco varios trabajadores sociales que han decidido ampliar sus conocimientos y dedicarse a tratar los problemas relacionados con el trastorno bipolar.

Mi profesor de interpretación actúa como si fuese un terapeuta, pero lo cierto es que cada vez me siento peor. ¿A qué se debe esto?

Desde los inicios de la interpretación de método, existe una clara relación entre la psicología freudiana y las escuelas de interpretación y arte dramático. Por desgracia, cuando algunos profesores de interpretación adoptan el rol de terapeutas, la salud del paciente invariablemente empeora. En términos generales, el problema radica en que los estudiantes con trastorno bipolar son obligados a revivir toda suerte de traumas emocionales. Una vez que han aparecido, estos pensamientos y estas emociones que causan dolor se reproducirán una y otra vez.

Los beneficios de la psicoterapia en el tratamiento del trastorno bipolar

La psicoterapia es mucho más que una charla periódica con sus amigos. Se trata de un proceso detallado e interactivo cuyo perfeccionamiento requiere varios años de aprendizaje y décadas de experiencia. La buena psicoterapia no es fácil de explicar, pero puede experimentarse en forma de una mayor calidad de vida.

¿Cuáles son los beneficios de la psicoterapia para mi trastorno bipolar?

El trastorno bipolar es una enfermedad estrechamente relacionada con el estrés. Como consecuencia de reducir el estrés, la psicoterapia puede servir para controlar los problemas fisiológicos del trastorno bipolar. Asimismo, la psicoterapia puede ayudarle a revertir aquellos patrones de comportamiento perjudiciales que haya adquirido a raíz de su trastorno bipolar. Está demostrado que los pacientes toleran mejor los efectos secundarios y toman su medicación de manera más correcta y consistente cuando realizan sesiones terapéuticas periódicas dirigidas por un clínico. Estas sesiones clínicas periódicas pueden incrementar su sensibilidad ante las interferencias de la enfermedad en su vida cotidiana, y le ayudarán a anticiparse a los inminentes brotes maníacos o depresivos. La psicoterapia le servirá para entender mejor la naturaleza de la enfermedad bipolar y para desarrollar las técnicas necesarias para enfrentarla con garantías.

¿Por qué el trastorno bipolar no puede tratarse únicamente con psicoterapia?

En el trastorno bipolar, una zona del cerebro no funciona como debería. Los medicamentos constituyen la única manera de conseguir que el cerebro funcione de acuerdo con su diseño original. La enfermedad bipolar provoca serios problemas en algunas funciones mentales importantes, tales como la atención/tendencia a la distracción, la memoria, y el razonamiento estructurado. En ausencia de medicación farmacológica, una capacidad de pensamiento mermada dificulta las actividades de la vida cotidiana y ralentiza los progresos de la psicoterapia. Algunas sentencias judiciales han argumentado que el tratamiento del trastorno bipolar sólo mediante psicoterapia constituye un ejemplo de mala práctica médica. Por sí sola la psicoterapia no puede evitar el comienzo de la depresión, la manía o la psicosis. A fecha de hoy, la medicación farmacológica es el único recurso que tenemos para evitar la recurrencia de los episodios bipolares y el empeoramiento de la enfermedad. Así las cosas, lo mejor que puede hacer para conseguir una calidad de vida satisfactoria es controlar su trastorno bipolar tomando estabilizadores del humor, entender la naturaleza de la enfermedad tanto como le sea posible, y combatir el estrés por medio de la psicoterapia. Si le sirve de ayuda, plantéeselo en estos términos: ¿prefiere tomar fármacos y avanzar en un año lo que normalmente requeriría tres, o evitar los fármacos y alcanzar en tres años lo que podría lograr en uno?

¿Qué otros beneficios puede reportar la psicoterapia?

La psicoterapia puede ayudarle a definir y satisfacer sus objetivos vitales, a gestionar con éxito sus relaciones interpersonales, a comprender mejor sus actos y los ajenos, así como a desarrollar estrategias prácticas mejoradas para vivir de manera más eficiente, efectiva y satisfactoria.

La elección del terapeuta

Dada la extensa y confusa variedad de profesionales y estilos terapéuticos, la tarea de elegir un terapeuta puede revelarse complicadísima. He aquí algunas sugerencias para iniciar este proceso.

Recientemente he descubierto que padezco el trastorno bipolar, pero ya tengo un terapeuta. ¿Debería cambiar de terapeuta?

No necesariamente. Si usted ya ha desarrollado una buena relación de trabajo con un terapeuta, entonces le convendrá mantenerlo y profundizar en su relación. Usted necesitará un profesional en el que pueda confiar para ganar la batalla al trastorno bipolar. Si su terapeuta actual no es un experto en el trastorno bipolar, quizá podrían darse una oportunidad y leer este libro juntos.

¿Cómo puedo saber si un terapeuta está suficientemente cualificado para tratarme?

El requisito más importante que debe satisfacer un terapeuta es ser bueno en lo que hace. Por ejemplo: hay una pléyade de terapeutas maduros que son magníficos en lo que hacen, aunque no sigan al pie de la letra las últimas tendencias en psicoterapia. De igual manera, hay muchos terapeutas jóvenes que son mucho más sabios de lo que podría deducirse a partir de su edad. Dicho esto, le haré una recomendación: cuando encuentre un terapeuta que le guste, no lo abandone.

¿Cuál es la mejor manera de encontrar un terapeuta nuevo?

Las fuentes de información más fiables son las recomendaciones que puedan hacerle los médicos que usted conoce, así como aquellos amigos y familiares que están contentos con sus terapeutas y han obtenido buenos resultados con la psicoterapia. Seguramente tendrá la oportunidad de escuchar a algunos terapeutas en conferencias y seminarios celebrados en universidades y en las reuniones que organizan las asociaciones del trastorno bipolar. Si necesita ampliar esta información, consulte el capítulo 10. Asimismo, usted puede asistir a las reuniones locales de los grupos de apoyo donde los enfermos del trastorno bipolar manifiestan sus impresiones sobre los terapeutas con los que trabajan.

¿Qué debería tener en cuenta a la hora de comparar los potenciales terapeutas?

Procure encontrar un terapeuta que tenga experiencia en el tratamiento de pacientes bipolares y esté dispuesto a comprender su enfermedad. Si los terapeutas están autorizados a ejercer la profesión en su zona geográfica, póngase en contacto con el consejo de médicos, psicólogos, consejeros y trabajadores sociales, etc., y cerciórese de que el terapeuta de su elección tiene todas las titulaciones y licencias en regla. Para cualquier paciente de trastorno bipolar, debería ser prioritario entrevistarse con clínicos poseedores de todas las credenciales regionales y/o nacionales necesarias para el ejercicio de su profesión. Del mismo modo, será bueno comprobar que su futuro terapeuta nunca haya perdido su licencia ni haya sido suspendido por negligencia o mala práctica profesional.

Entre los datos que le interesa contrastar destacan el número de años de experiencia profesional, si el terapeuta es joven, la reputación del centro docente donde obtuvo su título, etc. En el caso de los terapeutas que no tienen consulta privada, tendría que informarse sobre las instituciones donde trabajan actualmente y donde han trabajado en el pasado. Esta información suele ser muy reveladora. Averigüe si ha firmado publicaciones, tales como estudios o artículos en foros especializados. Verifique si escribe una columna en alguna revista profesional. Que las haya publicado es bueno, pero no necesariamente prueban que su autor sea un buen terapeuta. Si el terapeuta en consideración ha escrito un libro, hojéelo al objeto de averiguar si se trata de una publicación profesional, seria y legítima avalada por una editorial de prestigio. Una cosa más: no se deje influenciar por la decoración de la consulta, los premios concedidos o los diplomas que cuelgan de la pared.

¿Hay algo que pueda hacer antes de solicitar una cita?

Sí. Levante el teléfono y hable con el terapeuta seleccionado acerca de su currículo académico y profesional, interésese por su trayectoria y por su experiencia con pacientes de trastorno bipolar, especialmente por el número que está tratando actualmente. Pregúntele en qué manera difiere su enfoque terapéutico con enfermos de trastorno bipolar del que ofrece al resto de sus pacientes.

¿Quién aplica tarifas más bajas, un psiquiatra, un psicólogo, un consejero, un trabajador social o un médico de familia?

A buen seguro oirá toda suerte de respuestas a este interrogante, dependiendo de conceptos tales como el seguro, los honorarios, si visita a un solo profesional en lugar de a dos, y otras muchas consideraciones. Para simplificar las cosas, le diré que el tratamiento menos costoso es aquél que le proporciona una mejor salud. El enorme coste que comporta el trastorno bipolar se paga en dinero, pero también con todos los sueños frustrados por culpa de los episodios maníaco-depresivos. Huelga repetir que esto último supera con creces las tarifas que aplican los médicos y los terapeutas.

¿Por qué motivo los terapeutas nunca indican su especialidad en los anuncios que publican en las guías telefónicas?

Esto es algo que me he preguntado durante años. Para averiguar el tipo de terapia que realizan, tendrá que ponerse en contacto con el terapeuta y preguntárselo directamente. Pruebe con la siguiente fómula: «En qué clase de terapia se especializa?» o «¿Qué modelo de terapia emplea usted?». Si un terapeuta no es capaz de responder con claridad a esta pregunta, o si se niega a definir el tipo de psicoterapia que practica, entonces no lo dude y descártelo.

Cuatro fases en la recuperación del paciente de trastorno bipolar

La actitud es importante. En ocasiones me preguntan cuál es la actitud idónea para combatir y finalmente derrotar al trastorno bipolar. Desde mi experiencia he dividido el proceso de recuperación en cuatro fases nítidamente diferenciadas. Además incluyo algunas afirmaciones que le ayudarán a progresar adecuadamente, a recuperarse y a mantener un buen estado de salud.

Fase I. Aceptar que le pasa algo malo y que necesita tratamiento.
Afirmación: «No soy perfecto».

Fase II. Aceptar que debe tomarse la medicación disciplinadamente y hacer sacrificios todos los días para conservar su salud.
Afirmación: «No siempre sé qué es lo que más me conviene. Debo acatar las normas aunque no las haya pensado yo».

Fase III. Aceptar que usted verdaderamente padece una enfermedad llamada trastorno bipolar, una enfermedad que nunca desaparecerá.
Afirmación: «Mi vida no será como la de los demás, pero me esforzaré para conseguir una calidad de vida razonable».

Fase IV. Sellar un compromiso vitalicio para aprender todo lo posible sobre el trastorno bipolar, y asumir la responsabilidad de cuidar su salud en todo momento.
Afirmación: «No puedo abandonarme en manos del destino. Asumiré la responsabilidad de mis actos y forjaré mi propio destino».

¿Cómo puedo impedir que mi hermano malgaste todas sus sesiones de terapia tratando de convencer a su terapeuta de que no padece trastorno bipolar?

Aquellos individuos con trastorno bipolar que dilapidan sus sesiones de terapia argumentando que se encuentran perfectamente, tan sólo están expresando su temor a la enfermedad y saboteando un trabajo que podría proporcionarles una mejor calidad de vida. En algunas ocasiones conviene que estos pacientes que niegan su enfermedad interrumpan la psicoterapia hasta que sean capaces de admitir que tienen un problema y decidan comprometerse a trabajar en pro de un estilo de vida saludable.

¿Qué puedo hacer para complementar la psicoterapia?

Inscríbase en las asociaciones de enfermos de trastorno bipolar que operan en el ámbito nacional. Lea los boletines y las revistas sobre el trastorno bipolar publicados por profesionales. Infórmese sobre los grupos de apoyo locales o los que existen en la red. Las fuentes que se enumeran en el capítulo 10 le proporcionarán datos para iniciar esta tarea.

Capítulo 6
ESTRATEGIAS PRÁCTICAS PARA CONSEGUIR EL ÉXITO PROFESIONAL

Todos debemos aprender a emplear plenamente nuestras habilidades y talentos. Para gestionar los desafíos que nos plantea la vida diaria, en el entorno laboral y en nuestra carrera profesional, dependemos tanto del sentido común como de lo aprendido de otras situaciones similares vividas en el pasado. Sin embargo, el trastorno bipolar puede poner obstáculos a nuestra respuesta natural, y puede interferir con nuestra capacidad para aprender de la experiencia. Al objeto de compensar este hecho, suelo animar a mis pacientes para que adopten algunas estrategias específicamente diseñadas para gestionar un amplio abanico de situaciones que suponen un desafío añadido para quienes padecen trastorno bipolar.

Comprenda sus debilidades y fortalezas

Muchas personas con trastorno bipolar son particularmente buenas en todo lo relacionado con la creatividad, la formulación de ideas y conceptos, y la búsqueda de soluciones imaginativas y/o alternativas. Estos talentos especiales se ven fortalecidos con el tratamiento. Los trabajos creativos pueden encontrarse en la música, el arte, la escritura, la interpretación, el diseño y otros muchos campos.

¿Cómo puedo sacar todo el partido de mi creatividad en mi carrera profesional?

Para empezar, me veo en la obligación de decirle que sólo podrá sacar todo el partido de sus dotes creativas si logra controlarlas. Como es natural, usted querrá crear lo que quiera cuando quiera, y crearlo sin tener que esperar la llegada de la inspiración. Un ejemplo: si usted es escritor, no puede permanecer sentado sin hacer nada esperando que alguna musa generosa le inspire; antes bien tiene que ser capaz de desarrollar su profesión todos los días. No obstante, para controlar por completo su creatividad, deberá controlar previamente su trastorno bipolar.

¿Por qué me cuesta tanto llevar a cabo las tareas minuciosas?

El trastorno bipolar parece dificultar el manejo de los detalles así como la realización simultánea de diversas tareas. Tanto es así que con mucha frecuencia el paciente se ve sobrepasado. Prestar atención a los detalles suele exigir un uso estructurado y secuencial de nuestro cerebro. Las tareas que exigen cierta minuciosidad y tienen una lógica muy estructurada pueden resultar más dificultosas para las personas con trastorno bipolar que otras tareas que se antojan más sencillas. A modo de ejemplo: he conocido pacientes de trastorno bipolar que eran profesores universitarios brillantes, pero que no podían gestionar sus pagos a final de mes. Esto se debe a que habían encontrado una carrera profesional que potenciaba sus fortalezas.

Suelo avanzar hasta que estoy a un paso de mi objetivo y entonces la pifio. ¿Significa esto que tengo miedo al éxito?

Todo el mundo tiene miedo al éxito, en mayor o menor medida, del mismo modo como todos tenemos miedo a lo desconocido. Asimismo, el temor a la humillación o al ridículo bien puede entorpecer nuestra progresión en el trabajo.

Expondré un ejemplo. Oscar Levant era un músico y concertista formidable que solía tocar el piano en las fiestas que organizaban sus muchas amistades famosas. Tiempo después, cuando su estrella había decaído y estaba en horas bajas, sus amigos decidieron organizar una fiesta e invitar a directores y productores de renombre para que lo conocieran. Tan sólo tenía que sacar a relucir su innegable talento musical al piano, y le habrían ofrecido ese trabajo bien remunerado que tan desesperadamente necesitaba. Por desgracia, cuando el anfitrión logró reunir a varios productores en torno al piano, Levant se limitó a levantar la vista, esbozar una leve sonrisa, y tocar *Mary Had a Little Lamb,* una sencilla canción infantil.

En mi opinión, esto no es miedo al éxito. Diría que se trata de un caso flagrante de miedo a no ser considerado un genio y a sufrir una humillación interna. Por consiguiente, le aconsejo que no malgaste su energía preocupándose por su éxito o su fracaso. De este modo dispondrá de más recursos que dedicar a sus éxitos cuando se produzcan.

¿Por qué siempre dejo las cosas para el último momento?

Como es sabido, en el último momento y bajo la amenaza del fracaso, usted puede obligarse a terminar cualquier proyecto en una única sesión maratoniana. Este enfoque suele funcionar, pero nunca producirá los mejores resultados. La procrastinación y la dificultad para finalizar los proyectos suelen causar importantes problemas a las personas con trastorno bipolar. La manía predispone a los individuos para que se aventuren a iniciar proyectos nuevos que a menudo resultan complicadísimos, cuando no interminables. La depresión bipolar dificulta el inicio de cualquier proyecto.

Por lo general, iniciar proyectos durante la depresión bipolar resulta muy difícil, siendo así que tanto la manía como la depresión bipolares entorpecen la finalización de los proyectos. Esto podría ser debido a una faceta neurofisiológica de la enfermedad bipolar que atañe a los centros cerebrales encargados de controlar el inicio y la interrupción de las acciones físicas (véase el capítulo 1).

¿Suelo dejar las cosas para mañana y todo indica que soy incapaz de finalizar mis proyectos a tiempo. ¿Guarda esto alguna relación con mi trastorno bipolar?

Así es. El trastorno bipolar puede dificultar el inicio y la finalización de las tareas. Esta situación suele revelarse en forma de procrastinación. Y dejar todo el trabajo para el último minuto no es precisamente la receta infalible del éxito.

Le pongo otro ejemplo. Una vez trabajé con una autora de éxito que lo dejaba todo para el último momento. Pues bien, esta persona me contó que había tardado un año entero en devolver una cinta de vídeo que había alquilado durante veinticuatro horas. Aunque pasaba frente al establecimiento todos los días, no fue capaz de entrar y devolverla durante todo el año. Afortunadamente, trabajamos intensamente el tema de la procrastinación en sus sesiones de terapia, y finalmente logró retomar la escritura y terminar dos novelas excelentes a tiempo para su publicación. Esto supuso un gran impulso para su carrera.

La definición del éxito profesional

Entre los mayores desafíos profesionales a los que se enfrentan las personas con trastorno bipolar destacan la elección de la carrera adecuada, la evitación del trabajo excesivo, y la construcción de relaciones laborales adecuadas con sus supervisores y colaboradores en general. Si usted está preparado para atacar anticipadamente los problemas que pueden darse en su puesto de trabajo, sus probabilidades de alcanzar el éxito profesional se incrementan de manera notable.

¿Hay profesiones que las personas con trastorno bipolar no pueden ejercer?

Si bien es posible que usted tenga que esforzarse más para alcanzar sus metas a causa del trastorno bipolar, no me cabe duda de que podrá hacer todo cuanto se proponga. El reto no es otro que elegir un estilo de vida que usted pueda disfrutar verdaderamente.

Siete preguntas que debe formularse para elegir una profesión

1. ¿Cómo prefiere pasar el día: sentado, de pie, hablando, trabajando con las manos o interactuando cara a cara con otras personas?
2. ¿En qué tipo de localidad prefiere ejercer su profesión?
3. ¿Con qué personas se siente más cómodo?
4. ¿Prefiere relacionarse con compañeros de trabajo que le apoyen, o prefiere trabajar solo y con plena independencia?
5. ¿Se siente más cómodo cuando alguien le ayuda a no cometer errores o, por el contrario, recela de la supervisión y la «microgestión»?
6. ¿Le gusta el trabajo de oficina?
7. ¿Le gusta trabajar hablando por teléfono?

No sólo es importante que usted disfrute intelectualmente de su trabajo, sino también que pueda llenar su cotidianidad con personas y tareas que le satisfagan. Estos son los factores que determinarán en qué medida usted disfrutará su trabajo día tras día, momento a momento.

¿Cómo puedo alcanzar mis objetivos?

A usted le corresponde decidir cuáles son sus objetivos y cómo concibe el éxito. Supongamos que su idea del éxito es ganar mucho dinero. En ese caso, visite una biblioteca o investigue en Internet y elabore una lista de las carreras que le garantizan unos ingresos elevados. Usted podrá elegir aquélla que le resulte más atractiva.

Por otro lado, supongamos que su idea del éxito es casarse y fundar una familia. En ese caso le interesará encontrar un trabajo con buenos horarios y condiciones laborales ventajosas, cercano a su domicilio, y que le proporcione suficiente tiempo libre para disfrutar de la vida familiar.

Algunas compañías y negocios fomentan la familia. Éstos son los que usted debe considerar.

Algunas personas valoran enormemente la faceta espiritual de su vida. Son personas que podrían sufrir una gran frustración si al despertarse un día descubrieran que su carrera profesional y sus necesidades espirituales compiten entre sí. Si para empezar hubiesen definido del éxito su personal idea, sin duda habrían elegido un trabajo que consolidase sus propios valores espirituales.

Sea lo que sea que usted busca en la vida, en primer lugar tiene que definir cuál es el significado del éxito e identificar la manera de conseguirlo. Todo depende de usted.

¿Cuáles son las cosas más sencillas que puedo hacer para maximizar mis posibilidades de alcanzar el éxito?

Todos los retos profesionales pueden reducirse a cuatro factores básicos: conservar una buena salud, minimizar el estrés, mantenerse alejado de los problemas interpersonales, y tratar de ser honesto con uno mismo.

¿Hay algún trabajo que deba evitar?

En mi modesta opinión, usted podría alcanzar el éxito ejerciendo cualquier profesión. No obstante, seguramente se sentirá mejor si opta por una profesión que no sea muy estresante. Dado que el trastorno bipolar es una patología íntimamente relacionada con el estrés, cuanto mayor sea el estrés que experimente en su vida cotidiana, más dificultades encontrará para conservar un buen estado de salud. En consecuencia, su prioridad deberá ser, ante todo, velar por su salud. Las profesiones muy exigentes, como los corredores de bolsa, suelen ser muy absorbentes y comprometer toda su energía y todo su tiempo, una situación incompatible con la buena salud.

Yo animo a mis pacientes a que busquen un empleo de bajo perfil, no demasiado estresante, relajado, y que les reporte satisfacciones. Dicho esto, le recomiendo que se procure un empleo con buen ambiente laboral, que le resulte cómodo aunque no aburrido. Busque un entorno donde sus compañeros de trabajo sean tolerantes y se apoyen mutuamente. Si puede, elija un empleo con una jornada laboral razonable, con turnos diurnos y constantes, que no le obligue a trabajar por la noche, con gente agradable y no jerarquizado, donde prime un estilo basado en la cooperación (esto es, donde tenga libertad para trabajar de manera independiente sin tener que soportar una estrecha supervisión). Muchas personas con trastorno bipolar han logrado el éxito impulsando sus propias empresas, especialmente los negocios pequeños con bajos niveles de estrés y levantados con tesón a lo largo del tiempo.

Éste es mi cuarto trabajo en un año, y ya estoy harto. ¿Cómo puedo encontrar un empleo duradero que pueda disfrutar?

Afrontémoslo sin rodeos: todos los trabajos tienen facetas desagradables. De no ser así, la gente trabajaría gratis. Después de todo, por ese motivo lo llamamos trabajo. El trastorno bipolar se caracteriza por una marcada tendencia a criticarse innecesariamente por no haber hecho mejor las cosas. No sea tan duro con usted mismo. «Lo que podría haber sido» no es más que una fantasía, y las fantasías no traen el pan a casa. Si usted ejerce una profesión que funciona razonablemente bien, consérvela y procure disfrutarla en la medida de lo posible.

¿Qué hago si no consigo el éxito profesional?

El éxito profesional no lo es todo. Si usted invierte todo su tiempo y toda su energía en su carrera profesional, ¿cuándo cree que podrá relajarse y disfrutar de la vida? Si usted consigue un trabajo sencillo y estable, suficientemente remunerado, con algunos beneficios laborales, y que le proporciona el tiempo libre necesario para hacer lo que realmente le gusta, usted dispondrá de medios suficientes para viajar, desarrollar su creatividad, fundar una familia, comprometerse en tareas de voluntariado, o simplemente para relajarse y disfrutar de la vida. El éxito adopta formas muy dispares.

Cómo conseguir un empleo: las entrevistas de trabajo

Seguramente tendrá que superar una entrevista de trabajo antes de conseguir el empleo que usted busca. Puliendo sus habilidades y su técnica para superar estas entrevistas, usted conseguirá que otras personas le ayuden en la profesión que ha escogido.

¿Cómo puedo sacar a relucir mis talentos sin parecer jactancioso?

No oculte sus cualidades y talentos tras un velo de falsa modestia. Mencione sus talentos cuando venga al caso en el transcurso de la conversación, pero no se extienda.

¿Cómo debería comportarme durante una entrevista de trabajo?

Vístase con ropa conservadora, redacte un currículo claro y ordenado, sea usted mismo, y no discuta con el entrevistador. Usted no se imagina cuánta gente con trastorno bipolar ha perdido todas sus opciones al discrepar o enzarzarse en una discusión durante una entrevista de trabajo.

Entienda que una entrevista de trabajo es un ejercicio específico, una prueba que le da acceso a un puesto de trabajo, que es mucho más que dos personas que se sientan y hablan dentro de una sala. Usted debe afrontarla con la mentalidad de un negociador y utilizar las preguntas en su propio beneficio. También le recuerdo que sus respuestas deben guardar siempre un tono positivo. Conozco el caso de un hombre muy talentoso que encontró un trabajo muy atractivo que deseaba con todas sus fuerzas. Todo iba a las mil maravillas hasta que en un momento dado el entrevistador le preguntó si algo le parecía mal en referencia al puesto de trabajo. A lo que este candidato repuso: «Bueno, aquí hace mucho calor. Y este barrio no es muy agradable. Además, preferiría trabajar con gente más joven, etc.» En ese momento, el entrevistador interrumpió la charla y lo mandó de vuelta a casa. Si hubiese contestado «Creo que sería muy feliz trabajando aquí», seguramente habría conseguido el empleo.

¿Qué debo tener en cuenta a la hora de redactar un buen currículo y usarlo para conseguir un trabajo?

Muchas personas con trastorno bipolar tienen dificultades para expresarse con concisión. Para redactar un buen currículo, empiece escribiendo toda la información relevante en una sola página con márgenes de 2,5 cm y cuerpo de letra 14. Esto le obligará a eliminar los datos más superfluos. Seguidamente, haga algunas copias y llévelas con usted a la entrevista, con el fin de que tanto usted como el entrevistador puedan hojearlo durante la charla. Le resultará mucho más fácil mantener una conversación agradable sobre lo que figura en su currículo laboral que intentar responder con habilidad a una batería de preguntas impredecibles.

¿Y si cometo un error y digo algo inconveniente durante la entrevista?

Durante una entrevista de trabajo, una situación que resulta muy estresante, los enfermos de trastorno bipolar corren el riesgo de hablar impulsivamente. La mejor manera neutralizar esta tentación consiste en decir algo del estilo «Mire usted, estaba reflexionando sobre su pregunta y creo que me gustaría matizarla. En realidad, lo que quise decir es que...». Por último, relájese y no piense que todo lo que diga tiene que ser perfecto.

Cómo minimizar el estrés en el puesto de trabajo

Como he mencionado, el trastorno bipolar es una enfermedad relacionada con el estrés, y el estrés indudablemente agrava sus síntomas. En consecuencia, merecerá la pena identificar todas las posibles fuentes de estrés para así evitarlas o eliminarlas. De este modo usted será más feliz y más eficiente en su puesto de trabajo.

¿Por qué algunas personas son capaces de desconectar después de trabajar ocho horas y yo siento que tengo que estar siempre trabajando?

Su problema podría ser que usted no está utilizando eficientemente sus habilidades para organizar y gestionar el tiempo. Muchas personas con trastorno bipolar tienden a trabajar muy despacio, o bien dedican demasiado tiempo a detalles que no son esenciales para la tarea en cuestión. ¿Está pensando en las musarañas o simplemente perdiendo el tiempo? En los individuos bipolares, la experiencia maníaca suele provocar un ansia por trabajar más duro durante más tiempo; en realidad, lo que usted necesita es relajarse para así cuidar su salud.

Tengo que trabajar tantas horas que sólo tengo tiempo para trabajar, comer y dormir. ¿Es esto saludable?

Dado que los individuos con trastorno bipolar suelen experimentar un repunte energético a última hora de la tarde, tienden a cargarse de trabajo precisamente en esa fase del día. Usted no puede tener trastorno bipolar y mantenerse sano si trabaja en exceso. Trabajar incesantemente le desgastará, y este desgaste sin duda derivará en una fuerte depresión. Sea consciente de su delicada situación y ajuste su carga de trabajo de manera tal que no comprometa su salud.

¿Cómo puedo evitar que mi jefe me pida que haga horas extraordinarias? Siempre termino trabajando hasta muy tarde.

Simplemente diga «No». Parece muy sencillo pero es la única solución que conozco. Ensaye esta situación frente al espejo o delante de sus amigos, su familia y/o su terapeuta. Navegue por Internet y averigüe cómo otras personas con trastorno bipolar manejan este problema en su vida diaria (Véase al capítulo 10, «Los recursos»). Practique esta negación hasta que se sienta cómodo, hasta que logre decir «No» de manera convincente y sin empeñar sus emociones. Si esto no funciona, hable con su representante en el departamento de recursos humanos y asegúrese de que sus horarios son apropiados y los que más convienen a su salud.

Mi jefe siempre está observándome, me controla y hace comentarios a mis espaldas, pero lo justifica diciendo que es una reacción natural ante mi aspecto. Esto me hace sentir muy incómoda. ¿Qué puedo hacer?

La sociabilidad y el magnetismo personal acentuados por el trastorno bipolar, a menudo convierten a las personas que padecen esta enfermedad en blancos fáciles de ciertos comportamientos inapropiados. Le aconsejo que haga un viaje hasta el departamento de recursos humanos y les cuente lo que sucede. Si no se indignan o si parecen ponerse del lado de su jefe, acuda al despacho de un abogado. Bajo ningún concepto tolere los comportamientos sexistas en el puesto de trabajo.

¿Por qué será que cada vez que parezco estar progresando en mi profesión, el trastorno bipolar se agrava y las cosas finalmente se tuercen?

Quizá esté usted trabajando en exceso o concentrándose tanto en su carrera profesional que descuida su salud. ¿Duerme usted una cantidad de horas razonable? ¿Se alimenta bien? ¿Realiza ejercicio físico? ¿Descansa lo suficiente y se relaja de vez en cuando? De poco le servirá trabajar intensamente si descuida su salud y el trastorno bipolar acaba fulminándole.

La relación con sus supervisores y compañeros de trabajo

El éxito profesional suele guardar una estrecho vínculo con su competencia laboral y su efectividad a la hora de relacionarse con otras personas. Refinar sus habilidades en las relaciones laborales y eludir las pifias sociales le ayudará a trabajar de manera más efectiva y gratificante.

¿Por qué me siento tan intimidado en el entorno laboral? Tengo miedo de que todos descubran mi incompetencia.

Se trata de un miedo muy común en las personas con trastorno bipolar. Generalmente surge de una combinación de la depresión y las dudas sobre uno mismo. Si hasta la fecha ha estado haciendo bien su trabajo, eso le bastará para superarlo. No sea tan duro con usted mismo.

¿Se tomará mal mi supervisor que llegue tarde o que falte un día, a sabiendas de que he trabajado horas extraordinarias?

Por tener alterado su ciclo del sueño, los empleados que sufren el trastorno bipolar suelen tener muchas dificultades para levantarse temprano por la mañana y les resulta más fácil trabajar por la noche. Tenga presente que los empleados suelen recibir muchas críticas si se ausentan de su puesto de trabajo, con independencia de si han trabajado horas extraordinarias o no. Procure ceñirse a los horarios estipulados y le aseguro que será mucho más feliz.

Intento ser un buen empleado. Trabajo horas extraordinarias, pero nunca están satisfechos. ¿Por qué?

Tenga mucho cuidado si ha decidido trabajar más de la cuenta para obtener la aprobación de sus supervisores y empleadores. Algunas veces el deseo de trabajar muy duro para causar una impresión positiva en sus superiores puede ser contraproducente. Por ejemplo: con inusitada facilidad sus supervisores y compañeros de trabajo asumirán que ese es su desempeño habitual, y siempre le exigirán más. Si consigue ser honesto con usted mismo y hace su trabajo razonablemente bien, no me cabe duda de que conseguirá ser un buen empleado y también preservar su salud.

¿Por qué no puedo dirigirme a mi jefe cuando quiero o necesito pedirle algo?

Lo mejor será que usted no se dirija a su jefe espoleado por la impaciencia o el enojo. Espere hasta que se haya serenado y procure encontrar la manera más amena y conciliadora de conseguir lo que pretende. A modo de ejemplo: busque un momento en que las cosas vayan bien y explique a su jefe, con maneras suaves y pausadas, que necesita un aumento de sueldo. Ensaye previamente esta conversación en presencia de sus amigos, familiares y/o su terapeuta. Practique la secuencia interpretando ambos roles; solicite un aumento salarial y responda como si usted fuera su jefe. Repítalo hasta que entienda lo que sienten ambos interlocutores. De este modo usted se sentirá más cómodo cuando llegue la hora de pedir lo que necesita.

¿Por que razón, si trabajo mejor que mis compañeros, ellos reciben un ascenso y yo no?

Las razones más frecuentes por las que los pacientes con trastorno bipolar que conozco no reciben un ascenso son las siguientes: trabajan hasta demasiado tarde, hablan demasiado con sus compañeros, les brindan su ayuda con demasiada frecuencia, y no consiguen integrarse en su equipo de trabajo. Trabajar mejor que el resto de sus compañeros no basta para conseguir un ascenso. Diríjase a su jefe y pregúntele abiertamente qué tiene que hacer para subir un nivel en la jerarquía de la organización. En cualquier caso, le sugiero que minimice la relación que existe entre su trabajo y su ego. Concéntrese en ser un mejor integrante del equipo, un verdadero colaborador.

La cuestión de los límites en el puesto de trabajo

El concepto de los límites sociales está referido a ese muro imaginario que nos separa de los demás. En el trastorno bipolar, este muro a menudo presenta «fugas», hasta el punto de que algunos fragmentos de las vivencias de los demás podrían atravesarlo y sentirlos como propios. La capacidad para diferenciarnos mentalmente de los demás contribuirá de manera decisiva a la construcción de una identidad sólida y perfectamente definida.

En la oficina estoy constantemente preocupado por lo que los demás piensan de mí. ¿Cómo podría revertir esta inercia?

Cuando los límites presentan fugas o no están muy claros, podría parecer que lo que sienten los demás hacia nuestra persona determina nuestra verdadera identidad. Es posible que sienta que las personalidades de los demás se han imbricado parcialmente con la suya. Le pongo un ejemplo: si usted cree saber lo que los demás piensan de su persona, deténgase y compruebe el estado de sus límites. Seguramente reparará en que lo que imagina que otros tienen en mente es una fantasía creada por usted mismo y no forma parte del mundo real. Usted es una persona autosuficiente cuyo bienestar no depende de las opiniones ajenas.

Sin embargo, si usted descubre que las opiniones de los demás se apoderan obsesivamente de su mente y no logra quitárselas de la cabeza, quizá padezca un problema bioquímico. Reúnase con su médico y cerciórese de estar tomando los eutimizantes adecuados y/u otras medicaciones que puedan bloquear los pensamientos indeseados y recurrentes.

¿Por qué no me conviene recabar las opiniones de todo el mundo antes de tomar una decisión?

En el trastorno bipolar, las cuestiones de los límites combinadas con una preocupación exagerada por lo que los demás piensan, complican hasta lo indecible el proceso de toma de decisiones. Tal vez perciba que siempre combina las opiniones ajenas con la suya propia. Sin embargo, usted no quiere depender de otros para tomar decisiones en firme, ni quiere que otros decidan por usted. Más aún, usted podría molestar a los demás si les pide su opinión y luego no la acepta. Si se esfuerza lo suficiente, estoy convencido de que será capaz de tomar mejores decisiones por sí solo, y hacerlo así es un buen ejercicio. Si necesita consejo, procure dirimir quién es la persona más adecuada para dárselo. Ahora bien, no se disperse tratando de recabar el mayor número de opiniones posible.

Por sistema trato de ayudar a quienes me rodean, pero nunca nadie me ofrece ayuda. ¿Por qué?

Unos límites sociales débiles o mal definidos pueden hacerle pensar que el trabajo y las responsabilidades ajenas también le pertenecen. No obstante, a usted no le corresponde hacer el trabajo de los demás. Usted debe limitarse a hacer bien su trabajo. En el entorno laboral, cuando alguien ofrece ayuda, este gesto puede ser interpretado como un recordatorio de que los demás son incapaces de hacer bien su trabajo. Y le digo más: si esto se repitiera podrían guardarle un cierto rencor por ello, por mucho que usted se esfuerce en desmentirlo. Para remediarlo, procure ayudar a los demás animándolos y mostrando un talante positivo. Usted verá cómo evolucionan las cosas.

¿Por qué tengo la sensación de que soy personalmente responsable del éxito o el fracaso de la empresa?

Éste es el problema laboral que mis pacientes con trastorno bipolar mencionan con más frecuencia. Unos límites vacilantes o imprecisos pueden hacerle sentir que usted y su trabajo son los responsables directos de los resultados que obtenga la empresa.

Con toda seguridad usted no será más que un diente integrado en un gran engranaje. Rara vez será el cerebro. A menos que sea el director de la compañía, usted no es responsable de sus resultados. Su salud, y no la de la empresa, es su primera responsabilidad. En consecuencia, procure hacer bien su trabajo todos los días. Cuando termine la jornada laboral, olvídese de todo, váyase a casa y relájese.

¿Cómo puedo decir a mis supervisores y compañeros de trabajo que lo están haciendo mal?

Con unos límites difuminados, podría parecerle perfectamente razonable decir a otras personas cómo deben hacer su trabajo, del mismo modo que usted se dice cómo tiene que hacer el suyo. Sin embargo, la gente tiene derecho a cometer errores, unos errores por los que usted no es responsable. Intente centrarse en su trabajo y deje que los demás hagan el suyo a su manera. Y procure no fantasear sobre cómo dirigiría la compañía para que todo funcionase mejor.

¿Debería decir a mis compañeros de trabajo que tengo trastorno bipolar? Por alguna razón, creo que ya están enterados.

Si sus límites sociales son vacilantes, usted podría pensar que todo el mundo sabe lo mismo que usted, especialmente en los asuntos que atañen a su persona. Sea como fuere, no aconsejo a mis pacientes que hablen de su trastorno bipolar con sus compañeros de trabajo. Por una razón muy simple: muchos de los sentimientos característicos de la enfermedad sólo pueden entenderse si se han experimentado en carne propia. Además, el trastorno bipolar es una patología complicada y la mayoría de la gente sabe muy poco de ella. Esto podría generar tensiones entre usted y sus colaboradores, debido, sobretodo, a las ideas erróneas, los prejuicios y el estigma asociados con la enfermedad.

Todos en el trabajo me tratan muy bien. Quiero que formen parte de mi vida.

En el trastorno bipolar, cuando los límites sociales son imprecisos, el paciente puede llegar a pensar que los demás comparten su mismo sentido de la justicia, la lealtad, la consideración y la empatía, pero quizá se tope con algunas sorpresas. Las relaciones laborales tienen muchos ingredientes: la competencia, el propio interés, la ambición, el desapego por los sentimientos ajenos, etc. Le pondré un sencillo ejemplo: si usted proporciona información personal a un compañero y éste la difunde por toda la oficina, la situación podría tornarse muy embarazosa y ser un impedimento para que usted pueda trabajar cómodamente y avanzar en su carrera profesional.

¿Por qué no iba a querer que todos en la empresa fuesen mis amigos personales?

Ser sociable y mantener una actitud positiva es muy importante en las relaciones laborales, cuando está en la oficina, cuando almuerza con sus compañeros, y en otras muchas situaciones. No obstante, las relaciones de negocios son muy diferentes de las amistades personales. Mezclar ambas cosas suele causar serios problemas. Si usted quiere construir una amistad con un compañero de trabajo, será mejor que lo trate como tal en horas de trabajo y que guarde su amistad para el resto del día.

He salido y he tenido relaciones sexuales con varios compañeros de la oficina. ¿Qué tiene eso de malo?

Muchas personas tienen fantasías sociales y sexuales protagonizadas por sus compañeros de trabajo. En cualquier caso, los límites difusos, la sociabilidad acentuada y el apetito sexual desmedido que causa el trastorno bipolar, pueden inducirle a buscar una intimidad excesiva con los que le rodean. Le hago una pregunta: ¿las personas de la oficina con quienes ha salido le respetan como compañero y como profesional, o sólo le perciben como pareja sexual? Para tener éxito en su profesión, usted deberá conseguir que sus compañeros de trabajo le respeten.

La actitud y la vulnerabilidad en el entorno laboral

Como bien sabe, la actitud es muy importante en todos los aspectos de la vida. Si padece trastorno bipolar, usted es más vulnerable a la irritación, se distrae con más facilidad, y es más susceptible de tener conflictos interpersonales. En el entorno laboral esta vulnerabilidad podría ser un obstáculo para hacer bien su trabajo y podría causar una impresión negativa en sus superiores. En particular, le aconsejo que intente dejar su ego y sus emociones personales en casa. Así podrá hacer su trabajo eficientemente y sin sobresaltos.

Los plazos no me preocupan lo más mínimo. Quiero que mi proyecto sea perfecto.

Sólo cerciórese de que la gente para quien trabaja piensa lo mismo que usted. En términos generales, a los supervisores y compañeros de trabajo les preocupan más las fechas de entrega que la perfección. Recuerde que incumplir un plazo podría afectar negativamente a otras personas y menguar su capacidad de hacer un buen trabajo.

Procuro hacer concesiones y ser tolerante con las personas injustas y desagradables, pero algunas veces estallo.

Intente no ser tan tolerante. Cuando se produzcan conflictos menores, afróntelos positivamente y con un enfoque constructivo. Siempre le resultará más fácil esperar hasta que llegue el arrebato de ira, pero le aseguro que eso no le ayudará a progresar en su carrera.

¿Por qué piensa la gente que estoy enfadado? Es cierto que estoy enfadado, pero nunca lo expreso.

En una ocasión trabajé con una mujer con trastorno bipolar que sentía una furia incontenible en su interior, pero que se jactaba de no exteriorizarla nunca en el trabajo. Un día echó un vistazo a su archivo personal y descubrió que estaba lleno de comentarios sobre su estado de enfado permanente. Conclusión: los demás pueden detectar su enfado por mucho que usted trate de ocultarlo.

¿Cómo puedo encauzar mis enfados de manera positiva?

Para empezar, tome conciencia de que el enfado no es una emoción necesariamente mala. Sólo es mala su expresión en forma de palabras, pensamientos y acciones. Aprenda a observar sus niveles de estrés y frustración para estar preparado y así neutralizar el enfado antes de que estalle en clave de insultos y pensamientos negativos. Sea precavido y prepárese antes de participar en situaciones que bien podrían provocarle una arrebato de ira. Idee modos de liberar la tensión en situaciones particularmente estresantes y practíquelos de manera disciplinada. La escenificación de situaciones irritantes con sus parientes y amigos le servirá para comprender lo que sienten todas las personas en conflicto. Exponga sus problemas en el manejo de esta emoción en sus grupos de apoyo o bien en los foros *on-line* (véase el capítulo 10, «Los recursos»). Si la ira aparece cuando usted se siente amenazado o avergonzado, pida a su terapeuta que enfoque su trabajo sobre las cuestiones de la vulnerabilidad y las dudas en torno a su persona.

¿Puede la medicación ayudarme con este problema de irritabilidad? Siempre termino discutiendo con el jefe y buscándome problemas.

Irritarse no está mal, pero si usted no puede controlar sus emociones y sus palabras, entonces necesitará incluir esta cuestión en su tratamiento. Con bastante frecuencia el problema radica en que algunas emociones como el enojo surgen tan rápidamente que ni tan siquiera tenemos la oportunidad de neutralizarlas.

La medicación puede ayudarle por dos vías distintas. En primer lugar, los fármacos pueden disminuir su nivel global de enojo. En segundo lugar, pueden evitar que la ira se manifieste tan súbita e impulsivamente. Yo procuro emplear fármacos estabilizadores del ánimo tales como la carbamacepina, las sales de litio o la clonidina, porque sirven para reducir el enojo al tiempo que combaten el trastorno bipolar subyacente.

¿Por qué piensa mi jefe que me estoy «aprovechando», cuando en realidad trato de evitar problemas futuros? Yo lo llamo planificación de fracasos.

Normalmente resulta más productivo afrontar los problemas cuando surgen. Intentar anticiparse a todos los problemas que podrían presentarse en el futuro y resolverlos con antelación, puede convertirse en un trabajo a tiempo completo.

¿Cómo puedo evitar que las llamadas y las interrupciones me distraigan en el puesto de trabajo? Esto me desconcentra completamente.

La tendencia a la distracción acentuada por el trastorno bipolar puede hacerle especialmente vulnerable a las interrupciones y llamadas telefónicas. Usted tienen que controlar la inmediatez de estas intromisiones. Deje que su contestador automático o buzón de voz recoja todos los mensajes y revíselos como mejor convenga a su agenda. Intente que sus compañeros de trabajo y sus empleados no le interrumpan. Para conseguirlo, estipule unos horarios para atender estas demandas y procure que la gente se acostumbre a ponerse en contacto con usted sólo en los momentos indicados.

Soy adicto al solitario, y ahora me paso todo el día jugando, incluso en el trabajo. Mucho me temo que me van a despedir. ¿Qué puedo hacer para controlarme?

Las adicciones a los ordenadores y a Internet representan un peligro real para todo el mundo, pero suponen una seria amenaza para las personas con trastorno bipolar, que se distraen con más facilidad. Adopte medidas drásticas. Borre las direcciones de los sitios web que visita para perder el tiempo y que guarda en las carpetas de favoritos o destacados de su ordenador. Asimismo, elimine todos los programas de juegos del disco duro de su máquina. Establezca horarios fijos en los que no pueda conectarse a Internet y acátelos rigurosamente. Conocí a un tipo muy brillante que se vio obligado a cortar el cable de su ratón, y a memorizar todos los comandos y las combinaciones de teclas para poder hacer su trabajo. Sin el ratón no podía utilizar ningún juego, y al no poder jugar consiguió superar su adicción a estos pasatiempos.

¿Es posible que el correo electrónico esté reduciendo mi productividad en el trabajo?

Los individuos que se distraen con facilidad corren el riesgo de pasar buena parte de su tiempo escribiendo, leyendo y contestando los mensajes del correo electrónico. Estipule unos periodos concretos para acceder a su correo electrónico; esto le permitirá disponer de tiempo suficiente para trabajar concentrado y sin distracciones.

¿Por qué piensa mi jefe que soy una persona demasiado enérgica?

Las personas con trastorno bipolar suelen conducirse con formas demasiado fuertes y a menudo insistentes o contundentes. Si bien la energía no tiene nada de malo, a usted no le interesa que los demás le perciban como una persona entrometida o desubicada. Si lo estima oportuno, puede utilizar el comportamiento de sus colaboradores a modo de guía para determinar el grado de interacción más ajustado a su situación laboral.

¿Por qué dicen mis compañeros de trabajo que soy desconsiderado con los sentimientos de los demás cuando yo me limito a decir las cosas claras?

Antes de hablar, le convendría imaginar el efecto que sus actos tendrán sobre los demás. Sea consciente de sus intenciones en todas sus expresiones y comunicaciones. Por ejemplo: ¿habla en serio?, ¿está bromeando?, ¿trata de reconfortar a su interlocutor?, ¿está pidiendo ayuda? Mantenga un registro mental de las distintas reacciones de la gente según el tono de sus palabras, el estilo de su discurso, su sentido del humor, etc. Así podrá asegurarse de no ofender a cuantos le rodean.

¿Por qué debería ser castigado por no ser capaz de congeniar con gente verdaderamente imposible? Creo que son ellos los que deberían ser castigados.

Sí, la verdad es que no parece justo. Sin embargo, en algún momento todos tenemos que relacionarnos con gente difícil. Justo o no, si usted no es capaz de congeniar con un supervisor detestable o un compañero de trabajo exasperante, entonces no será percibido como una persona capaz de trabajar en equipo, y es por ello que seguramente será penalizado.

¿Por qué sólo disfruto de una semana de vacaciones mientras que mi jefe tiene tres? Además, es un verdadero incompetente.

Compararse con los demás es un rasgo común a todas las personas que padecen trastorno bipolar. Sin embargo, en esta vida las cosas no siempre son equitativas. En estos casos el principal objetivo será evitar fantasear sobre cómo deberían ser las cosas en un mundo ideal, y ejercitar la humildad y el respecto al prójimo. Si algún día consigue un ascenso y le nombran jefe, será usted y no otro quien disfrute de tres semanas de vacaciones.

Me molesta que otras personas me digan lo que tengo que hacer, personas estúpidas que no hacen su trabajo tan bien como yo.

Usted puede sentirse molesto por las injusticias o por la incompetencia de los demás, o bien puede optar por no molestarse en absoluto. Ahora bien, en cualquier caso necesitará entender estas situaciones tan habituales en los entornos laborales. Sus supervisores no quieren saber que usted sería capaz de dirigir el departamento o la empresa mejor que ellos. Sencillamente no les interesa. Los supervisores cuidan de su carrera profesional, en ningún caso de la suya. Si usted quiere dirigir las cosas, entonces tiene que conseguir ser el supervisor. Hasta que eso ocurra, los más indicado será que no ponga piedras en su propio camino ganándose la antipatía de sus compañeros de trabajo.

¿Por qué debería hacer mi trabajo cuando todos los demás empleados no hacen el suyo?

Si usted quiere cobrar su sueldo, tendrá que hacer su trabajo. Por desgracia, este mundo no es precisamente justo y usted tiene que observar las normas, con independencia de lo que hagan o decidan los demás. La mayoría de la gente ya lo sabe, de modo que si está considerando la posibilidad de dejar su trabajo porque los demás no cumplen sus obligaciones, es muy posible que se encuentre al borde de un episodio maníaco. Trate de ser lógico y asegúrese de que su salud mental no esté empeorando. Si alberga alguna duda, acuda a su médico cuanto antes.

La discapacidad

Algunas personas no pueden soportar el estrés que supone la vida laboral sin sufrir las terribles consecuencias del trastorno bipolar. Tenga la seguridad de que estos individuos no son gente indolente. Son personas que quieren trabajar como todo el mundo. Aun cuando no puedan desarrollar su profesión como el resto, realizan tareas de voluntariado, de servicio público, o se encargan de cuidar a otras personas durante el día.

Las cinco causas principales de la discapacidad en los trastornos bipolares

1. La incapacidad para ceñirse a un calendario laboral ordinario.
2. La incapacidad para trabajar bajo presión.
3. La incapacidad para congeniar con supervisores y compañeros de trabajo.
4. La incapacidad para finalizar las tareas en los plazos estipulados.
5. La manía persecutoria en el entorno laboral.

¿En qué consiste el «estado de baja por incapacidad laboral»?

El estado de baja por incapacidad laboral le garantiza unos ingresos económicos, atención médica y apoyo social por parte del sistema de la seguridad social o de los programas regionales para discapacitados. El estado de baja por incapacidad puede ser temporal, si se estima que usted podrá reincorporarse a su trabajo en cuestión de pocos meses, o bien permanente, cuando se dictamina que no podrá reincorporarse a su puesto de trabajo durante varios años o definitivamente.

¿Debería tomarme un mes libre para recuperarme?

A priori, esto parece una gran idea, pero lo cierto es que no conozco una sola persona con trastorno bipolar en la que esta estrategia haya funcio-

Plan en siete pasos para lograr el éxito en el puesto de trabajo

1. Construya su propia definición del éxito y persígalo.
2. Convierta su salud en su mayor prioridad.
3. Busque una profesión con un ambiente que le resulte cómodo y caracterizada por conceptos y tareas cotidianas que considere agradables.
4. No base su autoestima en sus logros o resultados profesionales. Trabaje para alcanzar la paz interior, la satisfacción personal y la plenitud.
5. No intente ser un héroe. Procure hacer bien su trabajo en unos plazos razonables.
6. Utilice a su médico y su terapeuta para afrontar mejor su enfermedad.
7. Si no logra el éxito en sus proyectos, sea lo suficientemente flexible para variar el rumbo.

nado. En términos generales, las personas con trastorno bipolar realizan múltiples actividades durante el tiempo que supuestamente dedican a su recuperación. Rara vez están lo bastante recuperados al cabo de un mes, y no pueden reincorporarse al trabajo. Es más, sé de muchas bajas por incapacidad laboral de un mes que terminaron por agravar los síntomas del trastorno y convirtieron en una baja laboral permanente. Yo le aconsejaría que, ante todo, se asegurase de no trabajar más de la cuenta. No se sobrecargue de trabajo a menos que sea absolutamente imprescindible, y emplee su tiempo de ocio para hacer actividades más relajantes y deleitables. Además, no olvide cuidar sus horas de sueño y mantener unos hábitos alimentarios saludables. Si esto no fuera suficiente, vea si puede trabajar una hora menos cada día. Si aun así su trabajo sigue interfiriendo demasiado con su salud, entonces considere la posibilidad de cambiar de trabajo. Podría ser lo más indicado para su caso.

Me siento culpable ante la posibilidad de que me concedan una baja por incapacidad de larga duración. ¿No sería como vivir de la caridad?

En honor a la verdad, si su enfermedad es tan grave que le impide trabajar, entonces usted tiene todo el derecho a percibir un subsidio por parte de las instituciones públicas. Y si usted ha trabajado antes, entonces ya habrá contribuido con sus cotizaciones a los fondos para discapacitados.

Capítulo 7
CÓMO CONSTRUIR Y MANTENER RELACIONES PERSONALES SANAS

El contacto social y unas relaciones personales satisfactorias son factores muy importantes en el curso normal de nuestra vida. Muchas personas con trastorno bipolar se sienten solas y no parecen capaces de encontrar o conservar los compañeros de vida que necesitan. Esto puede ser consecuencia de sus dificultades para comunicarse con los demás, de los altibajos en su estado de ánimo, o también de la intensidad que caracteriza las interacciones que establecen los pacientes maníaco-depresivos. El diseño de estrategias relacionales adaptadas a su caso le ayudará a desarrollar la vida personal que usted desea y merece.

Cómo entablar conversación

Construir y mantener relaciones personales requiere una comunicación fluida y enriquecedora entre las partes involucradas. Usted deberá tener cosas que decir e identificar el mejor momento para decirlas, especialmente cuando empiece a conocer a sus amigos potenciales.

¿Qué hago si se produce un silencio en medio de una conversación?

Si sobreviene un momento de silencio, no se altere. El silencio es una fase normal de cualquier ejercicio de comunicación sano. Entretener a sus contertulios no es su responsabilidad. De hecho, casi todas las personas prefieren dirigir el rumbo de las conversaciones antes de que sea otro quien lo haga. En consecuencia, deje que la gente haga aquello que le parezca más natural y disfrute de lo que la conversación pueda depararle.

La gente siempre intenta interrumpirme y se escabulle cuando estoy hablando. ¿Qué estoy haciendo mal?

¿Acaso habla usted demasiado y no deja que los demás intervengan? Acate los turnos de palabra y procure ser equitativo en su administración. Una vez que haya comunicado su opinión, espere a que hable otra persona y deje que exprese lo que piensa antes de retomar la palabra.

Últimamente mi pareja ha dejado de hablarme. ¿Me convendría buscar otra persona?

Haga saber a su pareja que le interesa lo que él o ella tiene que decir. Escuche con atención, adaptando la expresión de su rostro a las circunstancias, y no interrumpa ni introduzca sus propias observaciones. Esto podría ayudarle a iniciar de nuevo el diálogo.

Todos dicen que soy un gran conversador. ¿Puedo utilizar esta habilidad para deslumbrar a mis parejas?

Ya lo creo. Usted puede hacerlo si así lo desea. Sin embargo, opino que la mayoría de las personas preferiría compartir silencios con alguien honesto que ser deslumbrada noche tras noche. El circo es un espectáculo fastuoso y deslumbrante, no cabe duda, pero la gente no quiere verlo todos los días.

Siempre digo en voz alta lo primero que pasa por mi cabeza, y a veces son cosas desagradables. ¿Cómo puedo corregir esto?

Esto es algo extremadamente común, particularmente durante los ciclos maníacos, y tiene su causa en el trastorno bipolar. Refuerce su medicación para combatir estos problemas psicológicos. Procure anticiparse a sus palabras y vaticine las posibles reacciones de sus interlocutores antes de pronunciarlas. En su tiempo libre, practique contar hasta dos antes de realizar cualquier afirmación. Observe detenidamente el contexto donde se encuentra y trate de ajustar el contenido y el estilo de su discurso a las circunstancias, de modo que siempre resulte apropiado e inofensivo.

Aprenda a mantener una conversación trivial: un método en tres pasos

Aunque el trastorno bipolar suele conceder el don del palique, hay pacientes que me comentan que tienen dificultades incluso para mantener una conversación superficial. Les tranquiliza averiguar que pueden aprender fácilmente una técnica para entablar conversaciones intrascendentes. He formulado un método muy sencillo. Uno de mis pacientes, cuando consiguió dominar esta estrategia para manejar conversaciones superficiales, me dijo lo siguiente: «Ahora soy una mariposa social».

1. Procure parecer interesado y demuestre que sabe escuchar a sus interlocutores.
2. Formule preguntas abiertas a su interlocutor con objeto de iniciar y mantener la conversación.
3. Como norma general, evite hablar sobre usted mismo en la medida de lo posible, al menos al principio.

Para conseguir que una persona quiera hablar con usted, deberá mostrarse interesado en escuchar lo que tiene que decir. Mire sus labios mientras está hablando y no tema sonreír. Asegúrese de asentir con la cabeza de vez en cuando y diga «sí», o «ajá», o «ya veo»

⟶

periódicamente, de modo que él o ella tenga la certeza de que usted sigue lo que está diciendo. A modo de norma general, cuando su interlocutor esté hablando será bueno que usted introduzca algún comentario breve cada cinco o seis frases.

Formule preguntas abiertas que orienten la conversación, tales como «Bueno, ¿qué opina de...?», o «¿Cómo se interesó por...?», o «Siempre he querido profundizar en este tema...». Las preguntas abiertas le servirán para eludir cualquier réplica que pueda resolverse mediante un «sí» o un «no», o bien con otra pregunta. A las personas les encanta hablar de sí mismas, y al hacerlo le eximen de la responsabilidad de proponer los temas de conversación.

En general, procure no hablar sobre usted mismo, al menos al principio. Es muy posible que no se sienta cómodo hablando de sus cosas con perfectos desconocidos. Por otra parte, algunos interlocutores agresivos podrían darle a entender que está siendo juzgado o evaluado. Si la conversación discurre por derroteros demasiado personales, limítese a decir «Hablemos de otra cosa».

Si descubre que hay un aspecto de su vida que no desea abordar, observe con atención a la persona con la que está hablando y asegúrese de no dar más información personal de la que usted recibe.

Practique estas directrices a solas o interprete los distintos roles en compañía de sus amigos, familiares y/o con su terapeuta. Frecuente los grupos de apoyo y visite los foros *on-line*. No tenga miedo de intervenir y plantear abiertamente sus dudas (véase el capítulo 10, «Los recursos»). Seguidamente, aproveche cualquier oportunidad para practicar su conversación en situaciones reales, hasta que adquiera soltura y se sienta más seguro de sus capacidades para la cháchara intrascendente.

Las relaciones sociales

El trastorno bipolar tiene efectos sobre nuestra capacidad para relacionarnos socialmente. Por lo general, la sociabilidad se acentúa con la manía y la evitación social está asociada con la depresión bipolar, si bien en muchos casos ambas reacciones se entremezclan.

¿La gente me dice que soy muy enérgico, pero yo no quiero ser así. ¿Qué puedo hacer para no parecer tan enérgico?

Usted no puede evitar ser como es. Sin embargo, si no quiere parecer tan enérgico, procure hacer las cosas pausadamente y relájese cuando se encuentre en compañía de otras personas. A su vez, esto les ayudará a relajarse, y le garantizo que dejarán de sentirse tan presionados y buscarán su compañía.

¿Por qué no puedo predecir lo que van a hacer mis amigos? Las reacciones de todo el mundo se me antojan bastante aleatorias.

Crecer con el trastorno bipolar puede tener efectos irreversibles, que durarán toda la vida, en nuestra percepción de los actos de los demás. Los niños con trastorno bipolar suelen padecer problemas cognitivos tales como dificultades para concentrarse y para entender las relaciones causa-efecto. Llegada la edad adulta, el comportamiento puede parecer imprevisible, errático o incluso carente de sentido.

Como paciente adulto, debe adquirir el hábito de recordar lo que han hecho los demás en el pasado, como una manera de predecir sus actos en el futuro. Procure forjarse una idea ajustada de la personalidad de las personas, para poder afirmar «Puesto que tal o cual persona es así, seguramente hará esto o aquello». En cualquier comportamiento humano normalmente existe una relación causa-efecto. Trate de entender cómo piensan los demás y sus razones para hacer las cosas de maneras distintas a las suyas. Pida a sus familiares y amigos que por favor le expliquen los motivos que justifican sus pensamientos y sus actos. Aborde este asunto con los miembros de su grupo de apoyo o en los foros *on-line* (véase el capítulo 10, «Los recursos»). Solicite a su terapeuta que en las sesiones de psicoterapia trabajen las relaciones personales, hasta que usted sea capaz de predecir razonablemente bien las reacciones que tendrán otros en su presencia.

No tengo ningún problema para relacionarme socialmente. Todo el mundo me quiere, y todos quieren estar conmigo todo el tiempo. Piensan que soy maravilloso y perfecto, y yo también lo creo.

Esto es algo que oigo con bastante frecuencia por boca de muchas personas, padezcan o no el trastorno bipolar, cuyos amigos y compañeros de trabajo piensan que son maravillosos y absolutamente perfectos. La experiencia maníaca genera sentimientos hiperbólicos que nos hacen creer que somos más populares y fabulosos de lo que realmente somos (esto suele denominarse grandiosidad o megalomanía). Intente hablar con otras personas sobre sus defectos, y pregúnteles qué es lo que podría hacer para mejorar su comportamiento en situaciones sociales. Si usted sospecha que se está adentrando en un episodio maníaco, acuda a su médico para que incremente su medicación antes de que la situación se le escape de las manos.

Las relaciones amorosas

Algunas veces el trastorno bipolar dificulta la comprensión de las relaciones personales basadas en el amor. El verdadero amor responde a una conexión profunda con el ser amado, un vínculo estimulante que no depende de ningún análisis intelectual. Es un vínculo casi visceral, una opresión o un dolor se siente desde las entrañas. Esta pulsión anima nuestro deseo de estar junto a la persona amada, y poco tiene que ver con su aspecto o con lo que hace.

Puesto que no tenía una buena relación con mis padres, carezco de un modelo de amor satisfactorio. ¿Se parece a lo que siento por los bebés y los cachorros?

Si usted tiene una relación sana y profunda con uno de sus progenitores, con su abuelo, con su tía o con su tío, entonces podrá hacerse una idea de lo que significa amar a alguien. Los sentimientos son, en gran medida, similares. Desafortunadamente, algunas veces resulta difícil comprender la experiencia amorosa si sus padres padecen trastorno bipolar y no pueden proporcionarle un modelo de amor sano. En su inmensa mayoría, las personas coinciden en calificar el amor como un sentimiento cálido, una conexión que emana del pecho y es independiente de los pensamientos racionales. Si usted nunca ha sentido amor por un adulto, el amor que pueda sentir por los bebés o los cachorros podría orientarle en la buena dirección.

De repente me he dado cuenta de que estoy enamorado de alguien que no es mi esposo/a. ¿Debería iniciar los trámites del divorcio?

En el trastorno bipolar las emociones pueden cambiar rápidamente. Cerciórese de que su enfermedad está bajo control y espere antes de tomar cualquier decisión precipitada. Tome distancia respecto de su relación temporalmente, y vea si todavía siente lo mismo pasados uno o dos meses. Recuerde que las aventuras amorosas secretas puede parecer especialmente atractivas porque se desarrollan en la clandestinidad, pudiendo no estar basadas en un amor verdadero.

Las emociones que sienten los individuos con trastorno bipolar oscilan de un extremo a otro con relativa facilidad. Así pues, sería fácil enamorarse de alguien que no está capacitado para construir una relación amorosa sana. Le pondré un ejemplo: conozco a un hombre con trastorno bipolar que se desplazó a una localización para rodar un documental y se enamoró perdidamente del director. Pero sus esperanzas de amor eran vanas, dado que el objeto de su deseo era diez años menor que él, estaba casado, y no mostraba el más mínimo interés por su persona. No obstante, concedía un gran valor a esta emoción porque el amor es una cosa maravillosa.

En cualquier momento usted puede sentir amor por un amigo, por un bebé, por una mascota o por la mujer que se encuentra delante suyo en la caja del supermercado. Sea consciente de que el sentimiento amoroso no garantiza su capacidad para construir una relación duradera con la persona amada.

Desconozco lo que siente mi pareja porque es un «tipo duro» que nunca muestra sus emociones. ¿Cómo puedo saber si está enamorado de mí?

En una ocasión un tipo duro me dijo: «El amor es como un camión Mack». No se preocupe si tiene dificultades para interpretar los sentimientos de su pareja. Tarde o temprano, llegará el día en que ambos tengan que expresar lo que sienten, pero empiece de manera suave y con delicadeza. Cuando se encuentre con él deje que su amor aflore, y vea si él lo percibe y responde positivamente. Si no lo hace, entonces arróllelo con el camión.

¿Acaso la atracción física y el sexo no son los ingredientes más importantes de una relación de pareja?

No. El amor y la capacidad para ser uno mismo en compañía de otra persona son los ingredientes fundamentales de toda relación amorosa. Muchas veces el sexo parece lo más importante del mundo, especialmente para los adolescentes y las personas que están inmersas en la manía. De todos modos, una vez que se ha experimentado el verdadero amor, el sexo sale perdiendo en la comparación.

El sexo

Durante sus episodios, el trastorno bipolar puede acentuar o amortiguar el apetito sexual, al igual que ocurre con las emociones. Aunque las experiencias individuales difieren, la manía bipolar suele caracterizarse por un interés anormalmente elevado por el sexo, toda vez que la depresión bipolar suele venir acompañada de un declive del apetito sexual. Estos cambios pueden dificultar la sincronización con las expectativas y las necesidades sexuales de su pareja.

Últimamente, mi pareja, que padece trastorno bipolar, sólo quiere tener relaciones sexuales. ¿Esto es normal?

La manía incontrolada puede provocar un incremento desmesurado del apetito sexual sin que el paciente tenga conciencia de ello. Una vez conocí a un productor de Hollywood que estaba en su fase maníaca y vino a mí con una queja de tipo sexual. Este hombre me dijo lo siguiente: «Wes, algo malo pasa con mi vida sexual. Hace un mes tenía relaciones sexuales siete u ocho veces al día, pero ahora tengo la impresión de que he perdido todo el interés. A día de hoy sólo necesito practicar el sexo cinco veces al día». Está claro que su apetito sexual era anormalmente exagerado, si bien este individuo no reparaba en ello porque estaba ofuscado por la manía.

¿Cómo le digo a mi pareja que sólo quiero que me abrace, que ahora no quiero tener relaciones sexuales?

Es posible que su apetito sexual incrementado artificialmente por el trastorno bipolar, haya creado falsas expectativas de tipo sexual en su pareja. Si éste es el caso, infórmele de que ahora usted prefiere que se muestre cariñoso y romántico antes que sexual. Explíquele sus sentimientos y sus expectativas con todo lujo de detalles.

¿Cómo puedo evitar que se aprovechen de mi sexualmente?

Los individuos con trastorno bipolar sufren la explotación sexual con demasiada frecuencia. Cuando se encuentre en situaciones sociales, evite hacer cualquier cosa que pueda nublar su juicio o activar su enfermedad maníaco-depresiva, como, por ejemplo, ingerir bebidas alcohólicas, consumir drogas o trasnochar innecesariamente. Procure rodearse de amigos que le respeten por lo que realmente es. Desarrolle su instinto de conservación. En lugar de confiar gratuitamente en todo el mundo, espere a que las personas se muestren respetuosas, confiables y honestas con usted.

Recuerde que no está obligado con nadie salvo con usted mismo. Si alguien le hace sentir culpable por haberse negado a tener relaciones sexuales, o si está siendo presionado para que participe en determinadas prácticas sexuales que usted no aprueba, entonces le están explotando y faltando al respeto. Usted tiene todo el derecho a tomar sus propias decisiones y a gestionar su vida como mejor le parezca.

En una ocasión traté a una mujer con trastorno bipolar cuyo problema consistía en que no podía evitar tener sexo oral con los hombres el día de la primera cita. Lo justificaba como sigue: «Todos quieren que lo haga. Y yo no quiero ofender a nadie». Para usted es mucho más importante dirigir su vida que satisfacer el deseo sexual de otra persona, por mucho que le interese. La gente que intenta sacar provecho de su estado no merece la pena. Pase lo que pase, respétese a usted mismo.

¿Por qué mi conducta sexual algunas veces va en contra de mi personalidad y mis principios morales?

El trastorno bipolar incontrolado puede hacer que usted actúe como si fuese otra persona. Muy particularmente, los síntomas de la impulsividad y el apetito sexual desmedido podrían meterle en más de una situación que más tarde lamentaría. Además, el alcohol empeora las cosas como resultado de desestabilizar su enfermedad. Si en verdad desea preservar su sistema de valores, asegúrese de que su enfermedad está bajo control. Procure no hacerse vulnerable al sexo no planificado, ni exponerse a otras enfermedades o al ridículo social. Si usted padece trastorno bipolar, más le valdrá prevenir que arrepentirse.

¿Debería compartir con mi esposo/a las fantasías sexuales que tengo con otras personas?

Antes de abordar las fantasías sexuales que potencialmente podrían herir a su esposo/a o dañar su matrimonio, usted debería discutirlas con su médico y su terapeuta. Asegúrese de estar pensando objetivamente y de que sus sentimientos no están modulados por el trastorno bipolar.

La ira y los celos

El trastorno bipolar puede hacerle vulnerable a los arrebatos de ira o los berrinches. Ahora bien, si está planteando construir una relación duradera con otra persona, le convendrá comportarse con honestidad y no ocultarle su verdadera naturaleza.

Conocí a un hombre encantador que padecía trastorno bipolar y que se enamoró de la mujer de sus sueños, una estrella de Hollywood, extremadamente rica y famosa, que lo amaba sinceramente y con quien al cabo de un tiempo se casó. Temiendo por el futuro de su relación, le ocultó su mal carácter tanto como pudo. Finalmente, un día perdió el control y él sacó a relucir su mal genio en el transcurso de una tremenda pelea conyugal que abrió una grieta insalvable en su matrimonio. Todo indica que si su esposa hubiese conocido la existencia de su enfermedad desde el principio, tal vez se habría mostrado más comprensiva ante sus esporádicos brotes de mal genio. Sin embargo, ella nunca tuvo la oportunidad de relacionarse con la persona real, tan sólo conocía el falso personaje que su marido interpretaba en su presencia.

Usted también podría ahorrarse muchos disgustos si lograse encontrar una pareja que no se sienta intimidada ante semejantes exhibiciones de ira. Si usted es una persona de buen corazón, seguramente encontrará a alguien que no se asuste por un arrebato emocional de tarde en tarde, siempre y cuando usted vuelva a la normalidad y no le guarde ningún rencor. Permita que sus seres queridos vean los progresos que está haciendo con su tratamiento para controlar estos arrebatos de furia. No me cabe duda de que se mostrarán mucho más comprensivos.

Sólo soy una persona irritable. ¿Cómo puedo evitar distanciarme de mis seres queridos?

Limítese a ser usted mismo. Explíqueles que la irritabilidad es consustancial a su enfermedad y que a veces tiene arrebatos que se disipan rápidamente. No se aferre a la idea de que le pasa algo malo y tiene que cambiar; el problema está limitado a sus emociones y la manera de expresarlas. Hable con su terapeuta y pídale que trabajen para controlar el modo en que experimenta y expresa las emociones negativas. Pida a su médico que ajuste su medicación al objeto de minimizar la furia injustificada. Acuda a las reuniones de los grupos de apoyo y a las organizadas por las asociaciones de enfermos bipolares, donde podrá informarse y debatir sus problemas de irritabilidad (véase el capítulo 10, «Los recursos»).

¿El trastorno bipolar guarda alguna relación con los celos patológicos?

En ocasiones detecto unos celos exagerados en pacientes con trastorno bipolar, especialmente durante los periodos de manía. Estos arrebatos de celos son, por lo general, completamente ilógicos, pero evitarlos suele ser imposible durante el ciclo maníaco. Cuando aparezca la manía, la medicación deberá ser reforzada hasta que este momento crítico pase. Cuando sus pensamientos vuelvan a ser lógicos, será el momento de abordar esta cuestión con su pareja y su psicoterapeuta. Le garantizo que se encontrará mucho mejor cuando los celos hayan desaparecido.

¿Cómo puedo dejar de observar a mi pareja? Temo que pueda haber otra persona.

Cambie su mentalidad. En lugar de preocuparse por averiguar si puede o no confiar en su pareja, analice cómo ha sido su comportamiento hasta ahora. ¿Ha sido una persona abierta, honesta y respetuosa en la relación que mantiene con usted? ¿Sus palabras y sus actos refuerzan o debilitan la relación? Recabe las opiniones objetivas de su médico y su terapeuta, y trabaje para desarrollar su propia objetividad. Si la biografía de su pareja está trufada de deslealtades y faltas de respeto, para empezar le convendría preguntarse por qué la ha elegido.

Mi esposo/a está verdaderamente enfadado/a y no quiere tener relaciones sexuales conmigo. ¿Significa esto que tiene trastorno bipolar?

El enojo es uno de los principales motivos del distanciamiento sexual en las relaciones de pareja. Otras causas importantes de la pérdida de interés en el sexo son la depresión y el consumo de alcohol. Estas tres causas –el enojo, la depresión y el consumo de alcohol– pueden verse acentuadas por el trastorno bipolar. Si el enojo de su esposo/a no remite con el paso del tiempo, intente razonar o negociar con él o ella, quizá con la ayuda de un terapeuta de pareja.

Las fantasías y las obsesiones

Uno de los retos más relevantes a que se enfrentan los individuos con trastorno bipolar consiste en detener la espiral de racionalización y las fantasías recurrentes. Concéntrese en el aquí y el ahora, en lo que puede ver y tocar, y le aseguro que saldrá victorioso de todos sus conflictos emocionales.

Estoy seguro de que esta relación funcionará porque he encontrado a la persona perfecta. Esto es una excelente noticia, ¿no le parece?

No necesariamente. En el mundo real todas las personas tienen defectos y virtudes, de manera tal que si una persona le parece perfecta, seguramente esta apreciación no será más que una fantasía que usted tiene en la cabeza. Su relación de pareja será más sana y satisfactoria cuando vea a la persona elegida de la manera más objetiva y ajustada a la realidad posible, con sus virtudes y sus defectos.

Le pondré un ejemplo. Me preocupé mucho por uno de mis pacientes cuando me dijo que su nueva novia era «perfecta». Estaba seguro de que no la veía con objetividad, sino que en torno a su persona había construido una fantasía. Que esta fantasía fuese buena o mala, optimista o pesimista, no tenía mucha relevancia; el hecho de que estuviese percibiendo la realidad de manera distorsionada le impedía construir una relación sentimental sana y satisfactoria.

Su relación era inestable, pero un día mi paciente acudió a mi consulta y me dijo: «Mi novia no es perfecta. Tiene muchas cosas que no me gustan aunque, en términos generales, puedo soportarlas». Enseguida supe que estaba mejorando. Esta observación me indicaba que había logrado destruir su fantasía y que ahora podía lidiar con el mundo real. Al cabo de poco tiempo, la pareja se casó y de entonces en adelante su relación fue más sana y gratificante.

He encontrado la pareja perfecta, pero resulta que está casado. ¡Socorro!

Si esta persona está casada, entonces desengáñese porque no es la pareja perfecta para usted. Olvide todas sus fantasías bipolares y afronte la realidad de su situación. En lugar de obsesionarse con esta persona, cambie su mentalidad y busque en otra parte.

Puedo visualizar mis relaciones e imaginar una vida satisfactoria, pero luego, en la práctica, todas se desmoronan. ¿A qué se debe esto?

En la realidad, las relaciones de pareja nunca son tan buenas ni tan idílicas como las fantasías que su mente construye en torno a ellas. Aprenda a detectar sus fantasías y procure controlar el divagar de sus pensamientos hasta que tenga la seguridad de que reflejan fielmente su realidad en el momento presente. Cuando consiga liberarse de sus fantasías mentales y empiece a experimentar el mundo real que le rodea, disfrutará mucho más de la vida.

¿Por qué mi pareja quiere romper nuestra relación cuando yo opino que todo es fantástico?

En una ocasión trabajé con una paciente deprimida de trastorno bipolar que se quedó perpleja cuando, al llegar a su casa, descubrió que su prometido la había abandonado y se había ido a vivir con una joven de veinte años. Empezamos el tratamiento con eutimizantes y, a medida que iba recuperando su verdadero yo, cayó en la cuenta de que su prometido le había sido infiel durante más de un año, viviendo su relación secreta delante de sus narices, sin que ella tuviera la más leve sospecha porque el trastorno bipolar nublaba su percepción de las cosas.

El trastorno bipolar puede cegarnos, impidiéndonos ver lo que ocurre a nuestro alrededor. Esto se deriva, en parte, de la necesidad de vivir en una fantasía grandilocuente que nos garantice una existencia maravillosa. Del mismo modo, es frecuente que los individuos con trastorno bipolar asuman que los demás reaccionan y sienten como ellos. Hable con su pareja y pregúntele qué es lo que siente y por qué. Esto podría proporcionarle la información que necesita para detectar los posibles errores y hacer un diagnóstico atinado del estado de su relación.

¿Por qué algunas veces me obsesiono con las nuevas personas que conozco?

La obsesión es una intrincada combinación de pensamientos indeseados, recurrentes, y fantasías sobre cómo sucederán las cosas en el futuro. En caso de no corregirse, algunas veces las obsesiones pueden sabotear una relación. Si usted descubre que se está obsesionando con una relación, mejor será que actúe con prudencia hasta que sus pensamientos y su juicio recuperen la claridad. Si usted no consigue desterrar los pensamientos indeseados de su cabeza, entonces hable con su psiquiatra y cerciórese de estar tomando los eutimizantes y los fármacos adecuados para combatir los pensamientos recurrentes. Cuando logre limpiar su cabeza de estas obsesiones, su salud mejorará notablemente.

Frecuentemente tengo la tentación de llamar a mi ex, pero mis amigos me advierten que no me conviene retomar esa relación. ¿Por qué me dicen que yo no era feliz si sólo recuerdo los buenos momentos?

Quienes sufren trastorno bipolar suelen emplear una estrategia caracterizada por la evitación. Cuando sucede algo desagradable, intentan desterrarlo de su cabeza y hacerlo desaparecer. Normalmente esta negación provoca que algunos retomen relaciones sentimentales nocivas. En todo caso, le recomiendo que no se precipite. Acuda a un grupo de apoyo o visite los foros *on-line* y compruebe en qué medida las historias que otros cuentan sobre sus relaciones se asemejan a los problemas vividos en el pasado. Pida a un amigo o miembro de su familia que le ayude a revisar los desencuentros que usted tenía con su ex hasta que los recuerde con claridad. Hecho esto, vea si todavía quiere hacer esa llamada.

Los límites en las relaciones sociales

Los límites sociales nos sirven para distinguir nuestra persona de cuantos nos rodean. En el trastorno bipolar, estos límites pueden ser tan débiles y tenues que usted sentirá el dolor o la felicidad de otros, incluso la depresión, como si fuesen sentimientos propios. Los problemas relacionados con los límites pueden impedir que se comporte con naturalidad en las situaciones sociales.

¿Por qué siempre que estoy con alguien no puedo evitar imaginar lo que piensa de mí?

En el trastorno bipolar, unos límites sociales desdibujados pueden convertir la opinión que los demás tienen de usted en su juicio sobre su propia persona, como si lo que ellos piensan determinase su identidad. Usted tiene que ser una persona autosuficiente y capaz de conservar una noción de la propia identidad perfectamente diferenciada de la que tienen los demás, al objeto de construir una relación personal sana. Acostúmbrese a verificar periódicamente si presta atención a sus propios criterios sobre su persona. Pida a su terapeuta que trabajen las cuestiones de los límites interpersonales. Esta tarea le resultará muy reconfortante.

¿Por qué siempre hago todo lo posible para evitar que los demás me abandonen?

En el trastorno bipolar, unos límites sociales imprecisos pueden difuminar la distinción que existe entre su persona y sus allegados. En las relaciones de pareja, las personalidades podrían converger hasta el punto de mezclarse, como si ambos fuesen la misma persona. Su pareja puede o no compartir esta experiencia. A causa de esta confusión de personalidades, cuando alguien nos amenaza con el abandono sentimos como si nos arrancase un pedazo de nuestras entrañas y nos dejase vacíos. La solución a este problema consiste en «desenredarse» gradualmente de la otra persona. El objetivo no es otro que percibirnos como una entidad perfectamente diferenciada e independiente de nuestra pareja. Usted puede iniciar este proceso preguntándose, cada vez que piense en los demás, si en verdad los percibe como seres distintos a usted o como partes integrantes de su persona. Si descubre que está mezclando las cosas, tómese un instante para separarse mentalmente de la otra persona, hasta que se perciba con una personalidad nítidamente diferenciada. Su psicoterapeuta podrá ayudarle con este ejercicio.

Esta separación puede ser doblemente dificultosa en los individuos con trastorno bipolar, especialmente en situaciones donde el estrés incentiva los síntomas maníaco-depresivos. Si se siente superado por la amenaza de la separación, o si le impide pensar con claridad, seguramente será vulnerable a los episodios de la depresión y la manía. Reduzca, por tanto, los niveles de estrés que soporta en su vida diaria, trabaje con su psicoterapeuta, y pida a su médico que refuerce su medicación hasta que el periodo de estrés haya pasado.

Me considero un buen amigo, aunque escuchar los problemas de los demás me deprime. ¿Qué me sugiere que haga?

En el contexto del trastorno bipolar, los sentimientos negativos de los demás podrían causarle una impresión tan honda que usted podría llegar a pensar que son sus propios pensamientos. Debe tomar conciencia de que su salud es lo más importante, su prioridad máxima, aun cuando esto signifique que sus amigos vayan a tener que arreglárselas sin su ayuda, al menos durante un tiempo. Si realmente quiere ayudarles, conviértase en un modelo de comportamiento para sus amigos. Para ello es fundamental que se mantenga sano y razonablemente feliz. Si los problemas en cuestión fuesen demasiado complicados, sugiérales la posibilidad de recurrir a un terapeuta, acudir a un grupo de apoyo o visitar un foro *on-line* (véase el capítulo 10, «Los recursos»).

¿Por qué siempre que le hago un favor a alguien, acaba volviéndose en mi contra? Me limito a tratar a las personas como me gustaría ser tratado.

En el trastorno bipolar, unos límites sociales desdibujados pueden inducirle a pensar que los demás son como usted. En primer lugar, procure recordar que ayudar a los demás significa hacer las cosas que ellos quieren, y dejar de hacer las que usted querría o las que considera que serían buenas para los demás. Generalmente será mejor esperar a que alguien le pida ayuda. Cuando esto suceda, si se siente cómodo con lo que le han pedido, usted tendrá la seguridad de estar ayudando a alguien.

Recuerdo a un hombre con trastorno bipolar que conoció a una mujer y la invitó a cenar el día de su primera cita. Cuando llegó el día, ella le mencionó que le acababan de poner una multa por haber estacionado mal frente al restaurante. Este hombre pensó en lo mucho que le gustaría que alguien se hiciese cargo de sus multas y, pese a las reiteradas protestas de su compañera, insistió en salir para hablar con el policía y «arreglar» el entuerto, abonando la multa de su propio bolsillo. Para su sorpresa, al regresar al restaurante descubrió que ella había llamado a un taxi y se había ido a casa sin previo aviso. Aunque sus intenciones eran buenas, mi paciente optó por hacer una cosa que ella no quería en absoluto.

Siempre estoy llamando por teléfono a un amigo especial, y no dejo de enviarle correos electrónicos y postales, incluso pequeños regalos, pero esto no sirve para que nos acerquemos.

Por sus palabras deduzco que a usted le gustaría recibir toneladas de correos electrónicos, postales y pequeños obsequios de parte de un admirador. En cualquier caso, tal vez le sorprenderá saber que las numerosas atenciones que prodigan los individuos con trastorno bipolar resultan irritantes para muchas personas. Tranquilícese un poco y compruebe si la actitud de su amigo especial cambia.

Si sospecho que mi pareja tiene la intención de romper conmigo, ¿debería romper yo antes de que se decida?

En el contexto del trastorno bipolar, resulta fácil imaginar que usted siente lo mismo que su pareja. Si usted sospecha que su pareja ha dejado de quererle y teme que quiera abandonarle, podría tener la ocurrencia de precipitar la ruptura. Lamentablemente, muchas personas con trastorno bipolar tiran por la borda relaciones íntimas que bien podrían haberse salvado. No se dé por vencido tan fácilmente. Si tiene claro que desea salvar la relación, entonces no dude en hablar con su pareja para abordar y resolver sus problemas, y comente esta cuestión con su psicoterapeuta. Por encima de todo, descubra qué es lo que realmente quiere y no escatime esfuerzos para conseguirlo.

Cómo encontrar la pareja adecuada

Mis pacientes con trastorno bipolar solteros me preguntan, más que por ninguna otra cosa, por los métodos más sencillos para encontrar pareja. Algo que, habida cuenta sus frecuentes cambios de humor y las alteraciones en su energía, apetito sexual y sociabilidad, puede resultar muy difícil. Huelga decir que encontrar la pareja adecuada nunca ha sido una empresa fácil, pero no se desanime. A fecha de hoy, en este mundo hay muchas personas que podrían ser compatibles con usted. Sólo tiene que encontrarlas.

¿Adónde puedo ir para conocer gente, más allá de las discotecas y los bares? No me gusta la gente que frecuenta esos locales.

Las discotecas y los bares son peligrosos para los enfermos de trastorno bipolar, básicamente porque el consumo de alcohol puede agravar los síntomas maníaco-depresivos. Por tanto, los lugares más recomendables para conocer gente son los clubes de personas con determinados intereses, las organizaciones de voluntarios, las reuniones parroquiales o de tipo religioso, las clases de distintas materias y las actividades deportivas. Por ejemplo: si le gusta el tenis, considere la posibilidad de formar pareja de dobles para jugar con otras parejas en su club de tenis favorito. Las actividades de esta naturaleza pueden erigirse en una manera saludable, discreta y segura de conocer gente agradable. Además, generalmente son más divertidas que sentarse en la barra de un bar.

¿Qué opina de conocer gente a través de Internet?

Opino que Internet es un buen lugar para conocer y hablar con otras personas, así como para desarrollar y fortalecer sus habilidades sociales. De hecho, a muchas personas con trastorno bipolar ese universo virtual que ofrece la red les resulta muy cómodo. Sin embargo, la cantidad y la naturaleza de la información que usted puede recibir sobre otras personas a través de la red siempre es muy limitada, y podría no ser suficiente para que decida si desea conocer personalmente a alguien. Por otro lado, está demostrado que Internet atrae a personajes agresivos, perversos o indeseables que normalmente descartaría en caso de que intentaran acercarse a usted en situaciones sociales sanas. Cito un ejemplo: cuando su hermano o su hermana le da su nombre a un amigo, esa persona ya ha superado diversos filtros de validación social. Con independencia de los muchos rumores que circulan sobre relaciones maravillosas iniciadas en la red, pienso que los encuentros en Internet siguen siendo una opción muy arriesgada y con escasas probabilidades de desembocar en relaciones personales satisfactorias de larga duración. Es por ello que no suelo recomendarlos a mis pacientes con trastorno bipolar.

Tengo una idea muy precisa del tipo de persona que me gustaría conocer. ¿Cómo puedo encontrar a alguien que se ajuste a ese perfil?

Muchos individuos con trastorno bipolar acuden a mí con detalles muy específicos sobre su pareja ideal, llegando incluso a precisar su estatura, su peso, su edad, el tipo de cabello y el color de ojos que prefieren. No obstante, usted no puede salir a la calle en busca de pareja armado con su lista de la compra, como quien compara productos de limpieza. En primera instancia, tendrá que encontrar una persona por quien sienta emociones profundas y que sienta lo mismo por usted. Superada esta fase, la mayoría de los detalles personales que figuran en su lista se habrá relativizado.

¿Es necesario salir con mucha gente? Estoy buscando una relación duradera y no tiene ningún sentido salir con alguien que no cumple los requisitos.

La incertidumbre de estas salidas resulta casi aberrante para las personas que padecen trastorno bipolar. Sea como fuere, seguramente tendrá que invertir algún tiempo en la búsqueda de la persona adecuada, siendo así que salir con alguien le brindará la oportunidad de disfrutar de una velada agradable. Puesto que algunas personas no causan una primera impresión atractiva, será importante tomarse cierto tiempo para conocer al otro antes de decidir si es la persona que mejor se adecúa a sus necesidades. No se cierre a las amistades nuevas y seguramente descubrirá que hay varias personas a las que le apetecería acercarse.

¿No le parece importante que dos personas compartan las mismas aficiones y disfruten de las mismas actividades a la hora de relajarse?

Todos hemos oído afirmaciones parecidas, pero le aconsejo que no se obsesione con los detalles. Las aficiones no significarán gran cosa cuando lleven diez o veinte años de feliz convivencia. Le aconsejo que fije su atención en los rasgos más íntimos de su personalidad y en su capacidad para amar a los demás.

Al margen de lo que me digan, ¿cómo puedo saber si alguien me ama verdaderamente?

Observe con atención la manera como esa persona le trata. ¿Se muestra él o ella respetuoso/a, considerado/a, educado/a y afectuoso/a?

¿Sólo necesito treinta segundos para saber exactamente lo que siento por alguien. ¿Por qué hay personas que opinan que esto es prematuro?

Sus sentimientos son reales, pero no hay que olvidar que en el trastorno bipolar las emociones pueden cambiar con facilidad. Además, usted debería saber que apenas un porcentaje ínfimo de las relaciones basadas en las primeras impresiones tiene éxito. La relación más breve que he conocido, protagonizada por una persona con trastorno bipolar, comenzó con un «amor instantáneo», casi súbito, en una fiesta de Nochevieja. El día de Año Nuevo hubo sexo y mucha diversión, y la pareja contrajo matrimonio al día siguiente. Antes de finalizar esa semana, ya habían iniciado los trámites del divorcio.

Por otra parte, son muchas las parejas que han construido una relación duradera, amorosa y mutuamente satisfactoria. Aun así, invariablemente manifiestan que se necesita un periodo de *al menos* seis meses para conocer a alguien en profundidad.

Cómo iniciar nuevas relaciones personales

El principio de cualquier relación personal es una época delicada, una fase en la que dos personas se conocen y aprenden a apreciarse y a respetarse mutuamente. Es una época en la que ambas personas cuidan lo que hacen y dicen para no provocar un distanciamiento insalvable. El principio de una relación es también una oportunidad para determinar en qué medida una persona es compatible con su pareja y si es la persona adecuada.

¿Qué debo hacer para causar un impresión inmejorable en la persona con la que estoy saliendo?

Estoy seguro de que usted está buscando una persona a quien le guste su manera de ser, y no el personaje que interpreta socialmente. Procure sentirse cómodo y actuar con naturalidad.

He conocido a una persona increíble y esta última semana no nos hemos separado un segundo. ¿Cómo puedo asegurarme de que esto no cambiará?

En honor a la verdad, las cosas seguramente irán mejor si ambos procuran no estar pegados con cola. El tiempo pasado a solas les ayudará a construir una imagen más objetiva de la situación y servirá para que la relación no se torne asfixiante. De este modo evitarán que la relación sufra un desgaste excesivo.

¿Cómo puedo decir a mi pareja que no soy una persona tan divertida y segura de sí misma como parezco?

En compañía de su pareja intente comportarse de la manera más espontánea y natural posible. Si usted está interpretando el papel de la pareja feliz, divertida, segura de sí misma, etc., entonces detenga su interpretación de inmediato. Brinde a su pareja la oportunidad de quererle por lo que usted es realmente.

Siempre que empiezo a salir con alguien, se lo cuento a todos mis amigos/as para conocer sus opiniones. ¿Le parece una buena idea?

No hay forma de que los demás sepan exactamente qué es lo que *usted* siente por otra persona. Además, a nadie le gusta descubrir que otras personas conocen y analizan los detalles de su vida privada. Si alberga dudas sobre lo que quiere hacer, concédase un poco de tiempo hasta que conozca mejor a su pareja y esté seguro de la naturaleza de sus sentimientos.

¿Debería contar a mi nueva pareja los detalles de mis relaciones anteriores? ¿Servirá eso para que me perciba como una persona sincera y leal?

En mi opinión, no es educado comentar los detalles de relaciones anteriores con la persona con la que se está saliendo actualmente, aunque (sobre todo cuando) haya sido él o ella quien haya sacado el tema. Cíñase al tiempo presente y asegúrese de que su pareja sabe que usted la considera una persona muy especial.

¿Debería contarle lo que hago en mis sesiones de psicoterapia?

En términos generales, recomiendo a mis pacientes que no hablen de sus sesiones de psicoterapia con terceras personas. Lo que ocurre en cada sesión es cosa suya. Únicamente.

He estado saliendo con una persona durante un mes entero. ¿Debería decirle que padezco trastorno bipolar? Siento como si le estuviese ocultando algo. Me refiero a que en algún momento tendré que decírselo, ¿no le parece?

Su salud es un asunto que sólo le concierne a usted. Es cosa suya y de nadie más. Normalmente, las personas que no padecen trastorno tienen dificultades para entenderlo. Si usted decide compartir esta información con su pareja, no se precipite. Tómese el tiempo necesario y espere hasta encontrar el momento adecuado, o bien deje que sea su pareja quien lo traiga a colación. Invítele a leer este libro para que se familiarice con la naturaleza y los síntomas de la enfermedad. Por encima de todo, no se sienta culpable por tener trastorno bipolar. Usted es una persona excelente y no tiene nada que confesar.

No quiero decir a mi pareja que lo amo hasta que él me lo diga primero? ¿Hago bien?

Tan bueno es expresar sus sentimientos hacia otra persona ahora como esperar hasta que usted se sienta más cómoda y preparada para sacar el tema. Tan sólo recuerde que le conviene comportarse con naturalidad y no jugar con los sentimientos ajenos.

¿Hasta qué punto es una mala señal que mi pareja hable con otras personas por su teléfono móvil cuando salimos juntos?

Su pareja debería prestarle más atención, pero no espere ser la única preocupación en su vida. Olvídese del teléfono móvil y pregúntese si le está tratando con el respeto y la dignidad que deben imperar en cualquier relación de pareja. Cuando hablo de respeto me refiero a la consideración, la atención, la empatía, y el cuidado en las palabras y los actos para así evitar ofender al ser amado. Mire en su interior y analice si le está tratando como a una persona adulta y madura, como un ser realmente valioso. Si concluye que su pareja no le está tratando con el debido respeto, aléjese de ella.

Mi nueva pareja me trata muy bien, pero en los restaurantes se muestra muy grosera con los camareros. ¿Qué significa eso?

Esto le indica que su pareja es propensa a faltar al respeto a la gente. Si su pareja se muestra irrespetuosa con otras personas, entonces sea consciente de que en algún momento podría tratarle de idéntica manera. Y esto no es un buen indicador del futuro que aguarda a su relación.

Mi nueva pareja no deja de contarme anécdotas negativas de su ex. ¿Qué significa eso? ¿Acaso intenta demostrarme que yo le gusto más?

Para empezar, significa que es propensa a tratar a otras personas de manera irrespetuosa. Yo le pregunto: ¿algún día hablará de usted en esos mismo términos?

¿Qué significa que una persona se presente desaliñada o vestida inadecuadamente el día de nuestra primera cita?

Sin duda no es una buena señal. Su pareja podría ser una persona irrespetuosa o simplemente desaseada. Tenga presente que no todo el mundo domina las situaciones sociales. Quizá tenga que ser más específico y animarse a decirle lo que usted espera de ella.

¿Qué debería deducir del hecho de que mi nuevo novio sólo quiera hablar de sí mismo?

Por lo menos sabe que hay un tema que le interesa: él mismo.

¿Qué significa que una chica ni tan sólo se ofrezca a pagar su cena?

Esto no significa nada necesariamente. Me han contado muchos «trucos» para averiguar si una persona es considerada y tiene tacto, desde abrir puertas hasta ofrecerse a pagar cosas, pasando por apagar el teléfono móvil en determinadas situaciones, pero en general sirven de muy poco. Que su pareja parezca altanera, engreída o carente de toda humildad es importante. En todo caso, le aconsejaría que no se pasara toda la noche buscando señales reveladoras o practicando juegos mentales, porque seguramente se le indigestará la cena.

¿Qué hago si descubro que mi pareja me ha mentido? ¿Cómo podré recuperar la confianza?

Las personas que padecen trastorno bipolar suelen sorprenderse al descubrir que la mentira se ha convertido en una práctica cultural común y en un hábito vacío de contenido para muchos individuos. Por ejemplo, algunos comentarios informales del tipo «Oh, estás muy guapa», o «Estoy totalmente de acuerdo contigo», suelen formularse en aras de la buena marcha de la conversación y no tanto por convicción. Incluso algunas afirmaciones más importantes, como «Sólo me gustan las rubias» o «Quiero tener mucho hijos», pueden pronunciarse de manera totalmente irreflexiva. Algunas veces no estará de más asegurarse de que su pareja piensa realmente lo que dice, especialmente en situaciones sociales. Si le miente sobre asuntos críticos y finge estar diciendo la verdad, entonces ya sabe que se enfrenta a un verdadero problema.

¿Hasta qué punto puedo creer a alguien que afirma que quiere estabilizarse y tener familia?

Es difícil determinar con exactitud lo que alguien quiere decir cuando habla de sus planes para el futuro, simple y llanamente porque el futuro no ha llegado todavía. Con el paso del tiempo ocurrirán muchas cosas que modificarán sus pensamientos y sus actos. En síntesis: yo no daría por hecho lo que su pareja pueda expresar acerca de sus planes para el futuro. Antes bien trataría de averiguar si es lo suficientemente madura para construir una relación estable, segura y coherente. Compruebe si sería capaz de educar a un hijo. Procure ponerla en contacto con bebés, niños de corta edad, y amigos felizmente casados, y observe detenidamente sus reacciones.

Mi pareja siempre está elogiando mi imagen. ¿No es eso importante para una relación de pareja?

Los halagos siempre son agradables, pero su autoestima nunca debería depender de los comentarios ajenos. En vez de eso, obsérvese y busque en su interior otras satisfacciones, con independencia de lo que los demás hagan o digan. Le advierto que resulta muy fácil encontrar gente hueca que reparte halagos superficiales.

Estoy saliendo con un hombre que me gusta mucho. Ahora bien, nunca me dice que me adora o que soy la persona más maravillosa que ha conocido. ¿Qué está pasando?

Sus sentimientos podrían ser sinceros aun cuando no piense que usted es una diosa. A menos que usted sea la persona más maravillosa sobre la faz de la tierra, concéntrese en lo verdaderamente importante. Deje que vea que es una persona autosuficiente, cariñosa y de buen corazón. Y si cuenta con su admiración y su respeto, dése por satisfecha.

¿Hay algunas cuestiones sociales o de pareja que debería cuidar cuando estoy en fase maníaca?

Cuando salga con alguien, debería tomar algunas precauciones para asegurarse de que no se están aprovechando de usted y de que usted no se está aprovechando de otras personas. Cabe destacar las siguientes:

- Sea usted mismo.
- No interprete un personaje ni actúe como un histrión.
- No tome bebidas alcohólicas, no consuma drogas, ni haga cosas que puedan hacerle perder el control.
- No gaste mucho dinero.
- Evite tener relaciones sexuales con alguien por primera vez cuando esté en su fase maníaca.
- Decida según sus propios criterios y tómese el tiempo necesario.
- Si durante una cita empieza a sentirse incómodo o a perder el control, invéntese una excusa y váyase a casa inmediatamente.

Cómo evitar que otras personas le hagan daño

En ocasiones algunos matices sutiles y ciertos tonos emocionales pueden resultar ofensivos para una persona deprimida, siendo así que alguien que no está deprimido podría encogerse de hombros ante idénticos comentarios. Por otra parte, también he conocido a muchas personas deprimidas que eran tratadas de manera irrespetuosa y netamente ofensiva. En cualquier caso, sea usted más o menos sensible, uno de los principales objetivos del tratamiento para el trastorno bipolar debe ser convertirle en una persona menos vulnerable a estos estímulos.

Cada vez que inicio una relación sentimental, termino sufriendo mucho. ¿Acaso me estoy saboteando?

A menudo, los niños que crecen con trastorno bipolar no aprenden a identificar determinados matices sutiles de índole social. Esto significa que en su vida adulta podrían tener dificultades a la hora de evitar las parejas egoístas, insinceras o poco fiables. Para ellos, expresar las emociones afectivas sin hacerlo de manera demasiado intensa u obsesiva, pudiendo con ello perder a sus seres queridos, supone todo un reto.

Aproveche la experiencia de los demás en este campo. Hable con sus familiares y amigos sobre su manera de manejar determinadas cuestiones que atañen específicamente a las relaciones personales. Busque en Internet e infórmese de cómo viven sus relaciones otras personas con trastorno bipolar, y analice sus aciertos y sus equivocaciones. Visite un foro *on-line* donde pueda exponer libremente sus impresiones sobre las relaciones sociales (véase el capítulo 10, «Los recursos»). Hable con su terapeuta y pídale que trabaje con usted los temas de la comunicación y la intimidad, para así combatir los malos hábitos de inadaptación que pueda haber adquirido a lo largo de los años.

¿Es posible que alguien intente aprovecharse de mí cuando estoy deprimido o en fase maníaca?

Sí. Usted puede ser muy vulnerable a aquellas personas que pretendan aprovecharse en los planos económico y sexual, para conseguir drogas o compañía, para restaurar su autoestima, o simplemente porque necesitan alguien a quien controlar, con quien meterse, o en quien descargar la responsabilidad de sus propios fracasos. Detectar a una persona con trastorno bipolar vulnerable es fácil, y son muchos los desaprensivos que abusan de esta situación.

¿Por qué mi pareja es muy cariñosa cuando estamos solos y se muestra distante cuando estamos con otras personas?

Hay múltiples razones que explican este comportamiento. Quizá su pareja sea tímida y se sienta avergonzada cuando usted se alborota o se expresa de forma llamativa. Una razón poco probable podría ser que su pareja se avergüence de su compañía ante los demás. Hable con su pareja y vea si puede averiguar qué siente y cómo piensa al respecto.

La regla de oro del trastorno bipolar: ayude a los demás para que eviten hacerle daño

La mayoría de las personas se lamentarán si descubren que le han infligido algún daño, y después se sentirán mal consigo mismas. Con el transcurrir de los años, los recuerdos culpables y la autorrecriminación podrían acumularse hasta convertirse en una pesada carga. Siendo menos vulnerable a los actos ajenos, usted se estará protegiendo y protegerá a los demás frente a ulteriores remordimientos.

Me he enamorado de un profesor que me está ayudando, y ahora tenemos relaciones sexuales. ¿Cómo puedo cazarlo?

Usted no tiene que cazarlo. Limítese a comportarse con naturalidad y, si finalmente descubren que son compatibles, ambos terminarán por acercarse emocionalmente. Usted debe saber, sin embargo, que en las relaciones sentimentales con maestros, terapeutas, médicos, profesores, etc. siempre existe un desequilibrio en el reparto del poder, que normalmente desemboca en una relación insana caracterizada por el estrés y por los abusos en materia social, sexual y/o material.

¿Qué significa que mi nueva pareja no quiera presentarme a sus amigos?

Me pregunto si su pareja está escondiendo a sus amigos de usted o a usted de sus amigos. En estas situaciones, usted bien podría estar imaginándose razones que simplemente no existen. Manifieste sus inquietudes a su nueva pareja y aborde esta cuestión en sus sesiones de psicoterapia.

Yo siempre les doy una segunda oportunidad, pero mis amigos no dejan de hacer cosas que me duelen. ¿Qué puedo hacer?

Procure ser claro y decir exactamente a sus amigos lo que espera y necesita de ellos. Asegúrese de que le entienden. Pregúntese si usted es una persona excesivamente confiada, y utilice sus sesiones de psicoterapia para practicar y averiguar lo que está ocurriendo. Mientras tanto, quizá le convenga distanciarse un poco de sus amigos hasta que pueda volver a tolerar su compañía.

Mi novio tuvo una aventura con mi mejor amiga, pero se justifica diciendo que perdió el control de sus actos a causa del trastorno bipolar. ¿Debería creerle y volver con él?

Eso depende de los esfuerzos que esté realizando para controlar los síntomas del trastorno bipolar. Si su enfermedad no está controlada adecuadamente, seguramente este incidente se repetirá. Asimismo, repase la trayectoria de su relación y vea qué ha sucedido cuando usted le ha dado segundas oportunidades. En general, la gente no cambia.

Confiaba plenamente en mi pareja. Dejé que gestionase mi dinero y me ha engañado. Estoy muy dolido.

No sea tan confiado. A veces la gente sin escrúpulos se aprovecha de esta circunstancia. Muchas personas pierden su dinero cuando su trastorno bipolar no está estabilizado. Si su enfermedad se ha manifestado, acuda a su médico y procure que le ayude a controlarla.

Le presenté un tipo que me gustaba a mi mejor amiga. Luego, mi amiga hizo lo imposible para que se alejara de mí.

No haga esto nunca. Este tema ha surgido en numerosas conversaciones con mis pacientes de trastorno bipolar. Algunas veces la persona con trastorno bipolar fomenta la amistad o incluso propicia las citas amorosas entre conocidos. Y se justifica diciendo que sólo quiere que sus amigos sean felices, pero lo único que consigue es engañarse. Recuerde que usted no es una alcahueta social, y que su trabajo no es emparejar a sus amigos. La solución es la siguiente: no fomente ninguna relación que implique a una persona que usted quiera reservarse.

Tengo la impresión de que dedico más tiempo a los demás que a mí mismo. ¿Por qué hago esto?

En el trastorno bipolar esto sucede con bastante frecuencia. La enfermedad suele presentar una marcada tendencia a prestar ayuda a todo el mundo para garantizar su bienestar a costa de uno mismo. Esto podría ser consecuencia de una dependencia excesiva de las opiniones de los demás sobre su persona así como de su propia fantasía, que lo concibe como un salvador. Tan sólo recuerde que seguramente usted es una buena persona que merece disfrutar de una calidad de vida razonable. Así pues, no tema priorizarse y priorizar su bienestar futuro.

Me siento utilizado por mis parejas que siempre me persiguen para que les compre cosas y me gaste el dinero con ellas. Soy incapaz de decir «No».

En el contexto del trastorno bipolar, a menudo es difícil decir no, especialmente si se encuentra bajo presión o si alguien está interesado en que se sienta egoísta. Este sentimiento podría empeorar si usted está hecho un mar de dudas o si depende excesivamente de lo que los demás piensan de su persona. Siempre podrá decir a estas personas menesterosas que ha cambiado de opinión, o limitarse a no hacer lo que le piden. Mejor aún: evite la compañía de las personas que buscan sacarle alguna cosa. Entretanto, solicite la ayuda de sus familiares, sus amigos y/o su terapeuta, y ensaye estas situaciones interpretando los distintos roles. Conéctese a Internet y hable con otras personas con trastorno bipolar que hayan vivido experiencias similares. Procure decidir por anticipado lo que está dispuesto a hacer por otras personas y no cambie de parecer cuando alguien le pida más.

Mi novio está dolido porque he decidido no prestarle más dinero. ¿Puedo confiar en él?

En honor a la verdad, yo desaconsejo encarecidamente que las personas con trastorno bipolar presten dinero. He visto demasiadas personas con trastorno bipolar dilapidando verdaderas fortunas en pocos meses. Muy al contrario, usted deberá concentrarse en preservar su salud y dejar que su novio resuelva por sí mismo sus problemas financieros.

Me gusta exhibir mi generosidad públicamente. Si le regalo un coche a mi nueva novia, ¿me tomará en serio?

Si sus regalos son inadecuados, la persona que los recibe podría sentirse ofendida. En lugar de hacer regalos materiales muy costosos, intente ofrecerle su paciencia, su respeto y su afecto, y vea si ella responde positivamente. Hacer regalos extravagantes o inapropiados es una manifestación bien conocida de la fase maníaca. Hable con su médico, con sus familiares y sus amigos, y asegúrese de estar pensando lógicamente. Si su manera de proceder evidencia síntomas propios de la manía, acuda a la consulta de su doctor y decidan qué hacer para mejorar su salud.

Ahora que vuelvo a ser yo

Una vez que se haya recuperado de la enfermedad bipolar, será tiempo de retomar su vida normal así como de construir relaciones personales estables y gratificantes. Aquí tiene algunas sugerencias para recorrer esa transición.

¿Por qué ya no le gusto a mi pareja ahora que he logrado controlar el trastorno bipolar?

Algunas personas se sienten atraídas por aquellos individuos cuya manía los hace divertidos, sociables, trasnochadores, resueltos y seguros de sí mismos. Otras muchas vece las personas se sienten atraídas por los individuos que sufren la depresión bipolar porque se muestran vulnerables, escasamente competitivos y son fáciles de controlar. Ahora que se encuentra bien, deberá concentrarse en ser usted mismo, en conducirse con naturalidad. Estoy convencido de que su personalidad posee muchos rasgos atractivos que nada tienen que ver con sus síntomas bipolares. Si su pareja no es capaz de apreciar estas cualidades tan deseables, usted puede señalárselas de manera explícita o bien en clave de sugerencia. En última instancia, si su pareja no puede apreciarle por lo que es, deshágase de ella.

Cuando estaba en la fase maníaca, necesitaba tener relaciones sexuales constantemente. Ahora que la he superado, mi pareja se siente traicionada. ¿Qué me aconseja hacer en este caso?

Es fácil enamorarse de la manía de alguien cuando se encuentra en su punto más sexy y animoso. Además, cuando una persona se encuentra en su fase maníaca, su apetito sexual se ve incrementado y su lucidez mental se nubla. En la práctica esto significa que son un blanco perfecto para que alguien del sexo opuesto se aproveche de ellos. Asegúrese de que su pareja entiende que la manía ha desaparecido por completo y que ahora usted es una persona sana y completamente diferente. Acto seguido, invítele a iniciar nuevamente su relación, pero esta vez con su verdadero yo.

Mi médico está molesto porque mi esposo/a trata de sabotear mi tratamiento. ¿Qué está pasando?

Le confieso que algunos/as esposos/as se han puesto en contacto conmigo para pedirme que devuelva a sus parejas a la fase maníaca o depresiva. Lo único que puedo concluir es que estos/as esposos/as no son conscientes de las consecuencias nefastas que puede tener la enfermedad bipolar.

Salí con mi esposo y me casé con él estando bajo los efectos de la enfermedad bipolar, pero ahora estoy recuperada y creo que he dejado de quererlo. ¿Qué puedo hacer?

Es posible que él se haya portado mal durante su episodio bipolar o que no sea tan bueno como usted esperaba. Sea como fuere, siempre persiste un vínculo profundo de afecto entre las personas que han superado juntas una crisis. Vea si puede desenterrar este vínculo y alimentarlo. Sus amistades, sus parientes y/o su terapeuta podrían ayudarle a valorar las bondades de su relación de pareja. Al fin y al cabo, podría descubrir que ambos comparten una relación afectuosa y madura.

Siete reglas infalibles para encarar una cita amorosa

1. Procure llegar al lugar convenido por sus propios medios y encuéntrense en un lugar neutral. De este modo, si en algún momento se siente incómodo, siempre podrá levantarse e irse.
2. No vaya al domicilio de su cita ni deje que su cita vaya al suyo hasta que conozca bien a la persona en cuestión. Para ello tendrán que pasar varios meses.
3. Cerciórese de haber acordado y planeado con antelación el momento, el lugar y la actividad que van a realizar juntos. Niéguese a hacer cosas pensadas en el último momento. Esto constituye una falta de respeto hacia usted y es una estrategia muy habitual entre quienes buscan aprovecharse de la gente.
4. Rechace hablar sobre temas que le causen incomodidad o sean demasiado personales. Como norma general, hacer preguntas íntimas evidencia poca educación y nunca se sienta obligado a contestarlas.
5. Si no le trata con el debido respeto, o si espera que usted haga algo que no quiere hacer, váyase inmediatamente.
6. No tome alcohol, no trasnoche ni tenga relaciones sexuales con una persona a la que apenas conoce. Idealmente, debería retrasar este momento tanto como sea posible.
7. Cuando inicie una relación sentimental nueva, no llame por teléfono ni visite a su pareja todos los días. Será mejor hacerlo una o dos veces por semana.

Capítulo 8
CUESTIONES RELATIVAS A LA MUJER EN EL TRASTORNO BIPOLAR

Me parece importante dedicar una sección de este libro únicamente a las mujeres que padecen el trastorno bipolar y a los retos que afrontan diariamente. El trastorno bipolar es una enfermedad que se presenta en más mujeres que hombres, siendo así que es una patología que incide muy directamente en el cuerpo femenino. El trastorno bipolar interactúa con las hormonas femeninas e interfiere en el ciclo menstrual, al tiempo que juega un papel destacado en temas clave como el embarazo, el sexo y las relaciones de pareja.

El síndrome premenstrual en el trastorno bipolar

A lo largo de los años me he sentido hondamente impresionado por las miserias que experimentan muchas mujeres con trastorno bipolar durante el ciclo menstrual. En este periodo, las mujeres que padecen el trastorno bipolar son especialmente vulnerables a los cambios de humor, el enojo y la depresión; tanto así que a veces quedan incapacitadas para hacer una vida normal.

¿Por qué mi síndrome premenstrual se prolonga durante dos semanas cada mes cuando en las demás mujeres sólo dura uno o dos días?

En la mayoría de las mujeres, los síntomas premenstruales sólo se presentan durante uno o dos días antes de que empiece la menstruación. Sin embargo, muchas mujeres con trastorno bipolar experimentan síntomas físicos y emocionales, así como los síntomas inherentes a la propia enfermedad, durante casi dos semanas al mes. En palabras de una de mis pacientes: «El síndrome premenstrual ocupa la mitad de mi vida». Esto podría mejorar con un tratamiento adecuado para controlar el trastorno bipolar. O tal vez sea necesario tomar otras medidas.

¿Cuál es el tratamiento más común y efectivo para el síndrome premenstrual?

Tomar un fármaco antiinflamatorio no esteroideo (AINE) suele aliviar los síntomas más comunes del síndrome premenstrual en la inmensa mayoría de las mujeres. Usted ya conoce las muchas medicinas pertenecientes a este grupo que se despachan sin receta médica, tales como Motrin y Advil. El Anaprox (naproxeno) es un AINE que se vende con prescripción médica y goza de un alto índice de satisfacción entre las mujeres con síndrome premenstrual fuerte. Además de utilizar este medicamento, evite tomar alimentos con sal y haga reposo en la medida de lo posible (preferiblemente acostada en la cama). Estas medidas tienen efectos diuréticos suaves que pueden reducir la retención de líquidos, tan común en el síndrome premenstrual.

La espironolactona (Aldactone) es una copia molecular de un diurético que produce el organismo naturalmente, y puede reducir de manera efectiva el dolor asociado al síndrome premenstrual en muchas mujeres con trastorno bipolar. Es más, podría tener efectos similares a los de un eutimizante suave. Pregunte a su médico por este medicamento.

Mis amigas toman hierbas para combatir el síndrome premenstrual. ¿Funcionan? ¿Son seguras?

Al margen de los citados AINE, la seguridad y la eficacia de los preparados para el síndrome premenstrual que se despachan sin receta médica en las mujeres con trastorno bipolar todavía no están muy claras. Dicho lo cual, le recomiendo que evite los preparados que contienen hormonas y sustancias similares. Asimismo, no consuma los productos combinados que se venden sin prescripción médica y contienen estimulantes, porque generalmente producen más perjuicio que beneficio.

Mi otro médico me dijo que los antidepresivos pueden servir para tratar el síndrome premenstrual. ¿Son seguros para las mujeres con trastorno bipolar?

Tomar antidepresivos puede desestabilizar el trastorno bipolar, llegando incluso agravarlo de forma permanente. En consecuencia, no le recomiendo que tome antidepresivos para neutralizar los síntomas del síndrome premenstrual.

En algún sitio oí que las sales de litio pueden aliviar los síntomas del síndrome premenstrual. ¿Es eso cierto?

Las sales de litio, que además de funcionar como un eutimizante producen efectos diuréticos, figuraban en la antigua literatura médica en el apartado de tratamientos recomendados para el síndrome premenstrual. He tratado a muchas mujeres que tomaban sales de litio para combatir los síntomas del trastorno bipolar, pero muchas de ellas seguían teniendo problemas premenstruales.

Yo también padezco el síndrome premenstrual de mi mujer todos los meses. ¿Podría prescribirle algo para que no sea tan pesada?

El síndrome premenstrual no es cosa que deba tomarse a broma. Enfóquelo de otro modo: los hombres se toman un descanso todos los meses porque no tienen que menstruar.

El embarazo

Dado que el trastorno bipolar es una enfermedad que puede transmitirse genéticamente, las mujeres que la padecen se preguntan si deben tener hijos. En mi opinión, la respuesta es que sí. Es bastante posible que sus hijos no hereden el gen responsable del trastorno bipolar. No obstante, si heredasen la enfermedad, pienso que la próxima generación de hijos nacidos de padres con trastorno bipolar y con estudios académicos tendría una salud mental notablemente mejor que la de la generación precedente. Será la primera generación cuyos progenitores harán lo imposible para que sus hijos reciban un tratamiento verdaderamente efectivo tan pronto como aparezcan las primeras señales de la enfermedad. Confío en que esto servirá para minimizar la gravedad de los síntomas en la nuevas generaciones de niños, permitiendo que desarrollen plenamente sus capacidades y talentos. Deseo que esto ocurra.

No puedo vivir sin tomar la medicación. Si me quedo embarazada, ¿los fármacos causarán daños en el feto?

Algunos medicamentos son más peligrosos que otros; sin embargo, por lo general, será posible cambiarlos por otros más seguros si está embarazada. Hay muchas medicaciones con efectos estabilizadores del ánimo. Nuestro conocimiento de los efectos que producen estos fármacos sobre el embarazo se amplía constantemente. Así pues, cuando esté preparada para quedarse embarazada, tenga una larga conversación con su psiquiatra y entérese de todo lo que necesite saber. Interrumpir la medicación durante el embarazo y limitarse a esperar que todo vaya bien no es una solución aceptable. Si usted padece trastorno bipolar, correrá ciertos riesgos tomando la medicación y otros si deja de tomarla. A modo de ejemplo: en general, las personas con un trastorno bipolar no medicado sufren accidentes más graves (incluyendo los accidentes de tráfico), y esto podría suponer un peligro para la salud del bebé. Las mujeres que padecen trastorno bipolar tienen más probabilidades de estar mal nutridas y podrían tomar decisiones impulsivas que pondrían en peligro su propia salud y la del feto. Los niveles de hormona del estrés son más elevados en un trastorno bipolar no tratado, y algunos médicos creen que estos niveles altos de la hormona del estrés pueden ser perjudiciales para el desarrollo temprano del feto. Cuando esté preparada, analice sus recursos, investigue, y decida cuáles son las opciones que mejor se adaptan a su caso.

¿Qué medicamentos para el trastorno bipolar son perjudiciales y cuáles son seguros en el embarazo?

Nuestra valoración de los riesgos y los beneficios de los fármacos para el trastorno bipolar durante el embarazo cambia año tras año. Del mismo modo, cada año se introduce una multitud de medicamentos nuevos para combatir el trastorno bipolar, y se publican nuevos estudios sobre las distintas opciones para su tratamiento. Lo más indicado será esperar hasta que usted se sienta preparada para quedarse embarazada y entonces examinar los estudios científicos más recientes y el abanico de tratamientos disponibles.

¿Qué debería hacer una vez que decida que estoy preparada para quedarme embarazada?

Cuando usted decida que quiere quedarse embarazada, reúnase con su psiquiatra, su obstetra y su médico de cabecera o internista para analizar su tratamiento del trastorno bipolar. Divida sus nueve meses de embarazo en semanas, y entre todos diseñen un plan semanal que abarque el embarazo en su totalidad y cubra todas las contingencias, tanto para su salud como para la seguridad de su bebé. Por ejemplo, si usted se deprimiese al llegar el quinto mes, le convendría haber contemplado esta posibilidad anticipadamente y tener un plan de acción perfectamente definido (como empezar a tomar lamotrigina u otra medicación afín), así como tener otro plan de contingencia por si el primero fracasa. Una vez que hayan diseñado este plan de nueve meses, usted y sus cuidadores sabrán qué hacer ante cualquier eventualidad y podrán relajarse. Recuerde que la psicoterapia no plantea ningún riesgo para la salud de su bebé. Siempre y cuando preserve la claridad de pensamiento, las terapias interpersonales, las cognitivas, las del comportamiento y las basadas en la realidad le servirán para reducir los síntomas del trastorno.

¿El trastorno bipolar incrementa las probabilidades de sufrir una depresión posparto?

Hay dos tipos de «depresión» que se dan con posterioridad al nacimiento del bebé. La primera se llama *baby blues* (o tristeza puerperal) y generalmente tiene lugar durante la primera semana después del alumbramiento. Se trata de un periodo de tristeza y malestar emocional leve, pero no suele cumplir los criterios oficiales establecidos para diagnosticar una auténtica depresión clínica. Es un estado que seguramente no tiene nada que ver con el trastorno bipolar.

La depresión posparto es una verdadera depresión clínica que puede aparecer hasta cuatro semanas después del nacimiento del bebé y cuya duración se extiende durante varias semanas o meses. La depresión posparto se da principalmente en mujeres con trastorno bipolar, y se asemeja bastante a la depresión bipolar usual. Yo siempre insisto en que hay que estar preparada. La depresión bipolar es a menudo grave y aparece en un momento en que la madre necesita estar física y psicológicamente sana para cuidar del recién nacido.

La solución para la depresión posparto no es otra que la administración de una medicación farmacológica adecuada. Si durante el embarazo ha interrumpido su tratamiento para el trastorno bipolar, reanúdelo lo antes posible. Algunos médicos cómplices tienen la medicación a mano en la misma sala de partos, y se la administran a su paciente tan pronto como ha parido. Esto puede evitar el inicio de la depresión posparto.

Cuestiones sexuales en la mujer

Usted tiene todo el derecho a disfrutar de una vida sexual plena y satisfactoria, y así debe ser. He aquí algunas cuestiones de índole sexual que afectan a las mujeres que han logrado controlar su enfermedad maníaco-depresiva.

¿Cómo puedo obtener lo que yo quiero en mis relaciones sexuales? Siempre estoy demasiado preocupada por darle al hombre lo que quiere.

No se preocupe tanto por satisfacer los deseos de su compañero y no se olvide de sus propias necesidades. En el trastorno bipolar, esto es algo que ocurre con demasiada frecuencia. No tema expresarse y manifestar abiertamente lo que desea. Explique a su compañero lo que quiere y necesita de él. Sea explícita.

¿Puedo alcanzar el orgasmo si estoy tomando la medicación para el trastorno bipolar?

En marcado contraste con los antidepresivos, los eutimizantes generalmente no causan problemas en las funciones sexuales femeninas. Le digo más: algunas de mis pacientes toman su carbamacepina antes de tener relaciones sexuales porque dicen que les ayuda a relajarse.

En realidad, es muy común que las mujeres con trastorno bipolar tengan el primer orgasmo de su vida cuando han logrado controlar su enfermedad. Si ha padecido depresión bipolar y no es capaz de alcanzar el orgasmo –especialmente si los ha experimentado antes–, entonces concédase una oportunidad, relájese tanto como pueda, y a buen seguro que los tendrá de nuevo. Le recuerdo que recuperarse completamente de una depresión requiere de mucho tiempo. Si sus creencias se lo permiten, también puede aprender mucho sobre su cuerpo explorando sus órganos genitales. Muchas mujeres experimentan su primer orgasmo con la ayuda de un vibrador en cualquiera de sus formas. Desde el punto de vista práctico, le gustará saber que puede hacerse con uno de estos aparatos por muy poco dinero, sin pasar vergüenza ni padecer sentimientos de culpa, en algún establecimiento cercano, donde lo encontrará en forma de masajeador muscular.

Soy una mujer de mediana edad, acabo de superar una depresión, y finalmente quiero tener relaciones sexuales, pero ahora resulta que no lubrico. ¿Debería tomar hormonas?

Creo que recurrir únicamente a lubricantes es una opción más segura y razonable. En su mayoría, las mujeres prefieren los lubricantes con base acuosa antes que los que contienen vaselina o gelatina de petróleo. Si lo desea, usted puede introducirse una pizca antes de tener relaciones sexuales o aplicárselo directamente a su compañero durante las caricias preliminares. Si los tejidos de sus órganos genitales han adelgazado, le aconsejo que hable con su médico para que le prescriba una crema hormonal suave de uso tópico, de manera que exponga su cuerpo a la menor dosis hormonal posible.

Mi interés en el sexo ha cambiado sustancialmente en los últimos seis meses. ¿Esto es culpa del trastorno bipolar?

El trastorno bipolar suele provocar un aumento muy llamativo del apetito sexual durante la manía y un descenso durante la depresión. La necesidad sexual se normaliza cuando el trastorno bipolar queda estabilizado.

Cuando estaba en la fase maníaca, mi apetito sexual era mayor pero ahora el sexo me interesa bastante menos. ¿Debería interrumpir la medicación?

En primer lugar, cerciórese de no estar deprimida, puesto que la depresión podría ser la causa de todos sus problemas. Seguidamente, dése la oportunidad de explorar las relaciones íntimas y el sexo en ausencia de la manía. Le resultará diferente, sin duda, pero podría gustarle más. Rodeada de sus seres queridos, seguramente el apetito sexual aparecerá a su debido tiempo. Si se está recuperando del trastorno bipolar, quizá tenga que redescubrir la ración de sexo que es normal para usted. Le garantizo que será muy distinta de lo que se acostumbra a ver en el cine o en la televisión. Y seguramente tampoco se ajustará a las fantasías sexuales de su pareja. Esfuércese para identificar su yo más espontáneo y natural. Me atrevo a decir que le gustará.

El año pasado tenía fama de acostarme con todo el mundo a causa de mi trastorno bipolar. Ya no lo hago, pero todos me tratan como si fuese una cualquiera. ¿Qué hacen las demás chicas cuando les pasa esto?

Es una situación difícil. Usted ha cambiado pero su entorno no percibe que lo ha hecho. Por si fuera poco, es posible que a su alrededor haya personas inmaduras que disfrutan con la desgracia ajena. Cuando esto ocurre durante el bachillerato, las cosas pueden resultar tan duras que podría imponerse un cambio de escuela.

Si quiere que los demás sepan que ha cambiado, intente comportarse con naturalidad, mostrando su mejor cara. Busque la compañía de amistades que le acepten por sus cualidades personales y evite a quienes le incomodan.

Dejé de tomar la medicación y me acosté con el novio de mi mejor amiga. Cuando volví a tomar mis medicinas, me sentí horrorizada por lo que había hecho; pero ya es demasiado tarde y mi amiga no me dirige la palabra. ¿La he perdido para siempre?

Posiblemente. Dependerá de la calidad de su amistad y del valor que la relación tenga para usted. Intente explicar a su amiga que no actuaba desde su verdadero yo, y pídale una segunda oportunidad. Dígale que le demostrará que puede ser una buena amiga, respetuosa y leal. Y póngalo en práctica. Si no se la da, concédale algún tiempo y pídaselo otra vez.

Soy una mujer casada, pero sospecho que mi orientación sexual está cambiando. ¿Puede esto deberse al trastorno bipolar?

Si usted decide que ha descubierto su verdadera orientación sexual, entonces la suerte está echada. Sin embargo, tenga presente que el trastorno bipolar causa fluctuaciones en los sentimientos sexuales; hasta el punto de que a veces las personas con trastorno bipolar se cuestionan su propia sexualidad. Concédase algún tiempo para que sus sentimientos maduren y se decanten naturalmente. Las cosas se resolverán por sí solas.

Las relaciones sentimentales no me interesan en absoluto. Sólo me gusta la idea de la conquista sexual. Me encanta seducir.

Eso está muy bien, pero no olvide, por favor, que eso no le ayudará en absoluto a encontrar un compañero de vida que la ame y con quien pueda construir una relación duradera.

Los complementos hormonales

Algunas autoridades sugieren que la adición de estrógenos a otros medicamentos para el trastorno bipolar puede mejorar su efectividad. Yo lo he comprobado en algunos de mis pacientes. Sin embargo, los complementos de estrógenos no ofrecen suficientes garantías como para justificar su uso con este único propósito. Los riesgos y los beneficios médicos de los suplementos de estrógenos y progesterona han sido objeto de discusión y provocado encendidas polémicas durante años. Hable con su ginecólogo e investigue todo lo que pueda en Internet para conocer los últimos datos publicados.

¿Cuál es el efecto de la progesterona en las mujeres con trastorno bipolar?

He observado que algunas veces la progesterona desencadena una depresión con tendencias suicidas en las mujeres con trastorno bipolar. La medroxiprogesterona (Depo-Provera) es un ejemplo de una forma muy común de progesterona de larga duración que suele ser administrada mediante una inyección intramuscular. Si tiene que inyectarse progesterona, intente tomarla por vía oral primero, en una versión de corta duración, y vea cómo se siente. Siempre que he dado a mis pacientes mujeres una tableta con una dosis suave de progesterona antes de comprometerse con una terapia de progestágenos, ninguna de ellas ha querido seguir con el tratamiento. Un grupo reducido de mis pacientes ha tomado progesterona micronizada (Prometrium) sin que se hayan detectado problemas, aunque no puedo garantizar que sea segura.

He visto algunos extractos de hierbas que dicen que contienen estrógenos. ¿Es esto cierto?

Muchas plantas contienen una mezcla de fitoestrógenos y fitoesteroides que producen un amplio abanico de efectos hormonales. La composición y la potencia de los concentrados, los extractos y los productos combinados que se despachan sin receta médica varían notablemente. Todavía se desconocen los beneficios y los riesgos para el trastorno bipolar, de manera que mi consejo es evitar el uso de estos productos.

Uno de los productos más execrables que se comercializan para mejorar la salud de las mujeres es el extracto de batata mexicana silvestre (la especie *Dioscorea*). Algunas compañías comerciales legítimas emplean esta planta para extraer hormonas esteroides del estrés y hormonas sexuales masculinas que, en caso de uso inadecuado, pueden exacerbar el trastorno bipolar. Personalmente, he observado agitación, ansiedad, depresión y psicosis en pacientes mujeres con trastorno bipolar después de que, por error, tomasen un extracto de batata mexicana silvestre adquirido en tiendas de alimentos saludables.

¿Los suplementos hormonales modificarán mi aspecto?

Es posible. En términos generales, los estrógenos contribuirán a que sus tejidos retengan una mayor cantidad de agua que bien podría rellenar sus arrugas faciales o hincharla un poco, dependiendo de la forma de su cuerpo. La progesterona puede causar acné, pérdida del cabello o aumento de la musculatura.

Todos los anticonceptivos orales que he examinado contienen algún tipo de estrógeno y progesterona. ¿Qué métodos anticonceptivos me recomienda?

En las mujeres que padecen trastorno bipolar es especialmente importante que se realice una planificación exhaustiva y rigurosa de sus embarazos, al objeto de analizar y prevenir los efectos de los fármacos en el desarrollo del bebé. Hable de ello con su ginecólogo o su médico de familia. Tal vez prefiera recurrir a otros métodos anticonceptivos igualmente efectivos como, por ejemplo, los preservativos, el diafragma o el DIU.

Las mujeres maníaco-depresivas en relaciones sentimentales caracterizadas por los abusos

Muchas mujeres con trastorno bipolar son vulnerables a los abusos de índole física o sexual, especialmente antes de que gestionen y traten adecuadamente su enfermedad. Tan sólo recuerde que en una relación sentimental usted tiene todo el derecho a hacer (o no hacer) aquello que más le convenga. Si le cuesta dirimir si la suya es una relación de pareja caracterizada por los abusos, sea precavida y salga de ella. Cuando se sienta mejor, siempre podrá reconsiderar su postura.

Cuando estaba deprimida sentía respeto hacia mi marido, pero ahora que estoy recuperada, resulta que se comporta como un niño malcriado. ¿Qué me aconseja?

Es un hecho lamentable que muchos hombres quieran que sus esposas los traten como si fuesen su madre. Si su marido ha sufrido una regresión infantil durante una fase activa de su trastorno bipolar, tenga por seguro que esta costumbre puede revertirse. Trate a su esposo como una persona adulta e insista en que él haga lo propio con usted.

Cuando estaba deprimida, mi marido me pegaba. ¿Acaso podría haber provocado yo ese comportamiento de manera inconsciente?

Con independencia de lo que haya podido suceder entre ambos, su marido no tienen ningún derecho a emplear la violencia. En este caso, usted tendrá que reconsiderar seriamente su situación para asegurarse de que estos hechos no vuelvan a suceder. Si usted o sus hijos corren peligro, abandonen el domicilio familiar inmediatamente. Váyanse a casa de un pariente o amigo y busque en la guía telefónica los datos del servicio local de ayuda a mujeres maltratadas. Investigue en Internet cuáles son las ayudas y los servicios para las personas que sufren la violencia doméstica. En este contexto lamentable, su responsabilidad principal es garantizar su propia seguridad y la de sus hijos.

Mientras yo estaba en la fase maníaca, mi marido me convenció para que dilapidara buena parte de mi herencia en proyectos estúpidos. ¿Qué puedo hacer?

En primer lugar, no le dé más dinero. Considere la posibilidad de hablar con su abogado para averiguar si es posible recuperar parte del capital perdido. Bajo la influencia de la manía, muchas mujeres son persuadidas para que se embarquen en proyectos descabellados que prometen beneficios rápidos, para que adquieran bienes a precios desorbitados, y hagan cosas mucho peores. No permita que esto le suceda. Si su trastorno bipolar está temporalmente fuera de control, acuda a su médico en busca de consejo; hable con su terapeuta, su familia y sus amigos antes de tomar decisiones importantes o introducir cambios en su estilo de vida.

Mi marido se queja porque, ahora que mi trastorno bipolar está bajo control, ya no quiero mantener relaciones sexuales con él. Me dice que debo cumplir mis obligaciones conyugales.

Por favor, haga lo necesario para que su marido ponga los pies en el suelo. Usted no puede ser obligada a tener relaciones sexuales con un hombre sólo porque los une el vínculo matrimonial. Su marido obtendrá mejores resultados si se muestra cariñoso y comprensivo en lugar de presionarla. Seguramente le iría mucho mejor si ante sus ojos se presentase como un hombre más sensible y atractivo. Si lo cree oportuno, dígale que se lo he dicho yo.

Mi esposa tiene cuarenta años y padece trastorno bipolar. Antes quería salir, trasnochaba, iba a fiestas, se emborrachaba y era muy divertida; pero después de tomar la medicación ya sólo quiere trabajar y estar en casa con nuestros hijos. ¿Qué puedo hacer para recuperar a aquella esposa amante de la diversión?

Voy a decírselo: considérese afortunado por tener una esposa capaz de compatibilizar una carrera profesional exitosa y su vida familiar. Entre tanto, procure madurar un poco y asumir algunas responsabilidades. La vida no es una fiesta.

Pero, ¿acaso una esposa no debe ayudar a su marido y dedicarle todo su tiempo?

En mi opinión, dada su condición de mujer en lucha permanente contra el trastorno bipolar, su «deber» principal como esposa no es otro que velar por su salud, mantener su sistema de valores, trabajar para alcanzar sus metas y compartir su amor.

Capítulo 9
LA GESTIÓN DE LA CRISIS BIPOLAR: CÓMO PUEDEN LOS FAMILIARES AYUDAR A PREVENIR LAS CRISIS

El trastorno bipolar es una enfermedad de contrastes. Periódicamente las cosas empeoran. Nuestra mejor defensa contra las crisis consiste en prepararlas por anticipado. Desafortunadamente, predecir un empeoramiento de la enfermedad es una tarea que exige mucho trabajo y mucha práctica. Una vez iniciada su exacerbación, será difícil que el paciente mantenga la objetividad sobre sí mismo y su situación. Es precisamente durante este periodo cuando las familias pueden prestar su apoyo a los enfermos, ayudarlos a entender lo que les está pasando y prodigarles los cuidados adecuados.

Las/os esposas/os, las parejas y los amigos

Todos queremos que nuestros seres queridos estén sanos, que su mente, sus emociones y su ánimo gocen de buena salud. A la vista de ello, seguir la evolución de un ser querido cuyo trastorno bipolar se está recrudeciendo puede resultar muy difícil. Según mi experiencia, la pregunta más frecuente que formulan las parejas de mis pacientes es «¿Qué puedo hacer?».

¿Cómo puedo ayudar a mi ser amado en su lucha contra la enfermedad bipolar?

Hay dos cosas que puede hacer, dos cosas tan importantes que eclipsan todo lo demás. Anime a su pareja para que acuda a las citas con su médico y tome la medicación escrupulosamente. Sin estos dos elementos fundamentales, ningún plan de tratamiento del trastorno bipolar puede tener éxito. Al margen de esto, su margen de maniobra es muy limitado. En todo caso, no olvide escucharle y brindarle todo su apoyo emocional. Usted no es su médico ni su terapeuta, de modo que procure no usurpar estos roles. En ningún caso puede coaccionar físicamente a su pareja para que acuda a las citas con su médico o se tome la medicación. En última instancia, es su pareja quien tiene que hacer el esfuerzo. Asegúrese de que su pareja es consciente de que si perdiera el control del trastorno bipolar, la relación sentimental que ambos comparten estaría en grave peligro.

¿Cómo puedo participar en el tratamiento que recibe mi pareja?

Algunos doctores y algunos pacientes le dejarán estar presente en una o más de sus entrevistas. Por lo que a mí respecta, no tengo inconveniente en que las parejas vengan a mi consulta, amplíen sus conocimientos sobre el trastorno bipolar y desarrollen estrategias útiles para luchar contra la enfermedad que padecen sus seres queridos. En ocasiones convocaré a ambos, y juntos realizaremos una sesión de terapia de pareja.

Aprenda todo lo que pueda sobre el trastorno bipolar. Hay organizaciones profesionales de ámbito nacional que ponen a disposición del público sitios web informativos y celebran actividades en algunas localidades, tales como las reuniones de los grupos de apoyo. Algunas publican circulares, revistas y boletines *on-line* de carácter informativo. Visite estas reuniones de ámbitos local y nacional, y acuda a conferencias y seminarios sobre la enfermedad bipolar. Relaciónese con otras personas que sufren los estragos causados por el trastorno bipolar. Participe en los *chats* que se organizan *on-line*, en los tablones de anuncios virtuales, y en las terapias grupales que operan en Internet. Pida ayuda a otras personas cuyas parejas tengan la enfermedad. En el capítulo 10, «Los recursos», encontrará otras muchas ideas útiles.

Las señales de advertencia

Algunas veces tendrá que recurrir a su intuición y su conocimiento del ser amado para interpretar correctamente determinadas situaciones. Si su pareja no actúa como lo hace normalmente, o si las circunstancias se asemejan a las que precedieron a la última crisis, entonces es muy probable que las cosas estén empeorando. A continuación detallo algunas señales comunes de la inminencia de una crisis maníaco-depresiva:

- La aparición de episodios de insomnio nocturno.
- La incapacidad para leer o ver un programa de televisión porque tiende a distraerse.
- Un incremento repentino o una súbita disminución de la energía.
- Un cambio súbito de sus intereses y actividades.

¿Puede un enfermo inducirse voluntariamente un episodio maníaco?

He conocido muchos individuos que han intentado perpetuar su estado maníaco bebiendo mucho café y grandes cantidades de alcohol, consumiendo drogas, manteniéndose despiertos todas las noches, sobrecargándose de trabajo, o incluso elevando sus niveles de estrés como resultado de participar en discusiones acaloradas y situaciones peligrosas. Al cabo de poco tiempo sufren una crisis y se adentran en una fuerte depresión.

Si su pareja realiza actividades que podrían desencadenar la manía, pídale que las interrumpa durante un mes para ver qué sucede. Si piensa que la situación se le está escapando de las manos, procure llevarle a un hospital donde puedan tratar un amplio abanico de problemas. La experiencia me indica que es más fácil tratar los infinitos problemas que acarrea el trastorno bipolar en las salas de un hospital psiquiátrico que en la consulta de un médico o en una unidad de intoxicación por estupefacientes.

¿Qué puedo hacer si estoy segura de que mi esposo tiene un cuadro maníaco pero no quiere ir al médico? ¿Puede usted ayudarme?

Puede ofrecer ayuda a su esposo para que acuda a un psiquiatra en busca de valoración y tratamiento. Sin embargo, si su esposo no quiere seguir ningún tratamiento, sus esfuerzos serán infructuosos.

Últimamente, mi esposo, que sufre trastorno bipolar, se ha estado gastando el dinero para comida en artículos muy caros que no necesitamos. ¿Hasta dónde llegará esto?

Es probable que esto termine cuando usted y su familia se encuentren al borde del desastre financiero. Lleve a su esposo al hospital con carácter inmediato. Si le parece oportuno, retírele la titularidad tanto de sus tarjetas de crédito como de las cuentas bancarias que comparten, y pónganse en contacto con su abogado. No permita que la enfermedad de su marido provoque su propia ruina ni la de su familia.

Mi mujer dice que su manía desaparecerá por sí sola y que lo único que tenemos que hacer es esperar. ¿Le parece una buena idea?

En ausencia de tratamiento, la manía suele desaparecer por sí sola al cabo de un mínimo de tres semanas y un máximo de seis, pero esto no ocurre en todos los casos. No obstante, el proceso maníaco es sumamente perjudicial tanto para la vida profesional como para las relaciones personales, pudiendo poner en grave riesgo la economía y el bienestar de su familia. Con frecuencia antecede a la depresión bipolar. En consecuencia, la cuestión es ésta: ¿qué quedará en pie si deja que la naturaleza siga su curso?

El comportamiento de mi pareja se está radicalizando. ¿Qué puedo hacer para que entre en razón?

Seguramente tendrá que remitir este problema al médico de su pareja y/o a su terapeuta. Si su ser amado no es capaz de pensar con claridad, es posible que usted no pueda solucionar el problema por sus propios medios y, en caso de intentarlo, esto podría derivar en una fuerte pelea conyugal. Los episodios bipolares suelen impedir el análisis objetivo de los propios actos; por este motivo su pareja podría no entender por qué su comportamiento resulta excesivo a ojos de los demás. Le pondré un ejemplo. Un paciente mío sufrió un episodio maníaco durante la primavera. Se gastó una elevada cantidad de dinero para adquirir un centenar de macizos de azaleas, que seguidamente plantó en el escueto jardín delantero de su casa. En aquel momento esto le pareció una idea completamente sensata. Nadie pudo razonar con él, porque lo había planeado todo de manera «lógica». Cuando se recuperó de la manía, su familia le enseñó aquel pequeño jardín atestado de plantas, y él no supo encontrar una explicación para justificar esta conducta hiperbólica.

Mi hermano está seguro de que puede predecir el inicio de sus episodios maníacos. ¿Significa eso que puede empezar a tomar la medicación en ese momento?

Esperar hasta que aparezca la manía para empezar el tratamiento no es una buena idea porque nadie puede afirmar con rotundidad en qué momento se está gestando un episodio maníaco. Aun con toda mi experiencia, yo sería incapaz de identificar el principio de mi propia manía. Esto es algo que sólo puede detectar un profesional con muchos años de experiencia en el tratamiento del trastorno en estrecha colaboración con el paciente.

En fechas recientes se publicó un interesante estudio sobre esta cuestión. A algunos individuos con trastorno bipolar se les retiró la medicación y luego se les emparejó con un asistente social para que los observara detenidamente. El asistente social tenía en su poder la medicación y, tan pronto como aparecía el primer síntoma de la manía, se la administraba a su paciente. A la postre, resultó que este grupo padecía tantos episodios bipolares y tantas hospitalizaciones como los pacientes que nunca se habían medicado. Conclusión: esperar hasta que los síntomas se manifiesten para iniciar el tratamiento, sencillamente no funciona.

Durante veinte años le hemos dado dinero a nuestro hijo, que tiene manía bipolar, y ahora estamos arruinados. ¿Qué podemos hacer?

He escuchado muchas veces esta historia. Por favor, no insistan en cometer el mismo error una y otra vez, porque no les servirá de nada ni hará bien a su hijo. Si ha comprobado que su hijo no mejora cuando ustedes le dan dinero, entonces recapaciten y hagan otro cosa. Por muy poco dinero, o incluso gratuitamente, su hijo podrá recibir asistencia profesional y ser tratado conforme a sus síntomas. Es posible que tengan que insistir hasta que su hijo decida ver a un médico regularmente y tomar la dosis adecuada de un eutimizante. Perseveren y *no* consideren la posibilidad de darle dinero *antes* de que la manía esté controlada.

Mi esposa tiene trastorno bipolar, y llora sin cesar durante cinco o seis horas al día. Yo no puedo consolarla. ¿Qué le pasa?

Generalmente es imposible consolar a alguien que padece una depresión bipolar, porque su causa se encuentra en los sistemas psicológicos internos y no en los problemas externos. Lleve a su esposa a la consulta de un especialista en el trastorno bipolar tan pronto como pueda y anímela a seguir el tratamiento psicofarmacológico. Visite los sitios web sobre salud mental y aprenda todo lo que pueda sobre el trastorno bipolar. Procure asistir a las reuniones de las asociaciones de salud mental y frecuente los grupos de apoyo que se organizan en la red. Infórmese sobre cómo encaran esta situación los familiares de los enfermos con trastorno bipolar. Si la situación fuese muy grave, contemple la posibilidad de hospitalizarla. No hay mucho más que usted pueda hacer hasta que ella vuelva a ser quien era.

Mi esposo están tan profundamente deprimido que ha dejado de hablar por completo. ¿Qué puedo hacer?

Cuando las personas que padecen trastorno bipolar dejan de hablar, nosotros decimos que sufren un mutismo electivo. Si su marido deja de moverse espontáneamente, entonces podría haber entrado en un estado llamado catatonia. Hace algunas décadas, se pensaba que la catatonia únicamente se presentaba en la esquizofrenia, pero actualmente sabemos que generalmente tiene su origen en el trastorno bipolar. Estos síndromes normalmente indican la presencia de problemas psicofisiológicos severos. Lleve a su marido a la consulta de un médico o al hospital para que le practiquen un chequeo físico y psiquiátrico.

Hace unos días mi hija monta en cólera a la menor provocación. ¿Significa eso que su trastorno bipolar está empeorando?

Normalmente, que resulte más difícil controlar la expresión de las emociones, es señal de que el trastorno bipolar está empeorando. Vaya en busca del tratamiento adecuado. Si se produjesen brotes de violencia, podría ser necesario hospitalizarla en una institución donde pueda permanecer bajo observación al objeto de minimizar las probabilidades de que se autolesione o inflija daño a otras personas.

Últimamente mi pareja se ha retraído mucho. ¿Podría esto empeorar su trastorno bipolar?

Con mucha frecuencia, en los prolegómenos de un brote psicótico, las personas que padecen trastorno bipolar se encierran en sí mismas y apenas se comunican con los demás.

La psicosis

La psicosis es el estado más grave de la enfermedad maníaco-depresiva. El término psicosis hace referencia a un estado en el que la persona es incapaz de diferenciar la realidad exterior de sus experiencias interiores. Correctamente empleado, este término alude a cualquier lapsus en la percepción de la realidad, si bien en la práctica muchos profesionales utilizan la palabra psicótico para designar la presencia de alucinaciones. El National Institute of Mental Health ha publicado un listado muy útil de los síntomas psicóticos, que podrá encontrar en el apéndice B.

La realidad es uno de esos conceptos que se entienden fácilmente pero cuya definición resulta muy difícil. En una ocasión trabajé en un hospital donde la definición de enfermedad psiquiátrica que empleaban los enfermeros decía así: «Patología caracterizada por una pobre noción de la realidad»; una descripción que se me antoja muy sabia. Todos nosotros buscamos confirmar que nuestras creencias sobre el mundo que nos rodea se ajustan en todo momento al mundo real en el que vivimos. Pues bien, en la psicosis, las personas empiezan a dudar de su personal visión del mundo y, de manera súbita, cualquier cosa parece posible y la fantasía se confunde con la realidad. Este concepto resulta mucho más fácil de entender si uno ha presenciado algún episodio de psicosis real (o si se ha experimentado en carne propia).

¿Cuáles son las experiencias psicóticas más comunes en el trastorno bipolar?

Entre las experiencias psicóticas más comunes asociadas con el trastorno bipolar destacan la creencia de que uno es omnipotente, invulnerable, semejante a un dios, o que las reglas generales no le son aplicables (megalomanía), la creencia de que los demás conspiran en contra de uno (paranoia), la experiencia de oír voces (alucinaciones auditivas) o de ver cosas que no existen (alucinaciones visuales), así como creer en historias y hechos que no son evidentes (delirios).

¿Puede una persona psicótica actuar con total normalidad?

Con mucha frecuencia, las personas que experimentan una pérdida de contacto con la realidad parecen totalmente normales a ojos de los demás. Algunas veces el hecho de que se muestren sigilosas o muy reservadas, que conspiren y aludan a misteriosas fuentes de información, puede darnos una pista de su verdadero estado. Sea consciente de que la mayoría de los psicóticos no se saben psicóticos, de modo que no se deje engañar si le juran y perjuran que están perfectamente sanos.

El doctor dijo que mi mujer era psicótica, pero el caso es que parecía la misma de siempre. ¿Es posible que la haya diagnosticado mal?

Es muy habitual que las personas manifiesten creencias o experiencias poco realistas al amparo de la consulta de un psiquiatra, algo que jamás harían en otros contextos. He conocido a muchos hombres y mujeres con trastorno bipolar que tenían conceptos erróneos de sí mismos, ideas completamente delirantes que nunca aireaban en público. Otros pacientes confiesan sus miedos y sus manías persecutorias, piensan que los demás pueden leer su mente o que saben algo sobre su vida y su persona que nada tiene que ver con la realidad. Por otro lado, es muy probable que el psiquiatra no pueda explicarle exactamente lo que tiene su esposa sin violar el acuerdo de confidencialidad que lo une a su paciente.

¿Qué es una alucinación?

Las alucinaciones son sensaciones subjetivas que se caracterizan por la presencia de información sensorial perfectamente estructurada que no puede ser demostrada. Las alucinaciones pueden apelar a los sentidos del oído (auditivas), la vista (visuales), el gusto (gustativas), el tacto (táctiles) o el olfato (olfativas). Las alucinaciones adoptan la forma de sonidos, extrañas voces, visiones ilusorias, insectos que recorren la piel, y demás sensaciones por el estilo.

¿Las alucinaciones alguna vez son normales?

Pienso que sí. Casi todo el mundo ha experimentado alucinaciones de tipo benigno, si bien nuestra cultura no nos anima a hablar de ellas. A modo de ejemplo: muchas personas han oído ruidos o voces que pronunciaban su nombre en el interior de una casa vacía, estando completamente solas. Muchas personas experimentan zumbidos en los oídos (tinnitus), lo cual no deja de ser una alucinación auditiva de un sonido que no existe. Casi todos hemos visto colores o formas diversas con los ojos cerrados justo antes de conciliar el sueño. Asimismo, son comunes otros muchos ejemplos de alucinaciones benignas que no tienen su causa en problemas de naturaleza mental o emocional.

Recientemente he empezado a ver sangre y vísceras de personas que son asesinadas. ¿Esto le resulta familiar?

Me refiero a este fenómeno con el nombre de «alucinación de la película de terror», y he podido observarla varias veces en el trastorno bipolar. Este fenómeno adopta la forma de una escena que se superpone a lo que usted está viendo u oyendo naturalmente, y que no puede detener. Por ejemplo: usted podría ver un cuchillo que cae libremente desde el cielo y acaba cercenando la cabeza de un hombre que se encuentra a su lado. O la escena de una batalla y violentas torturas que se desarrollan ante sus ojos como si se tratase de una película bélica. Esto es consecuencia del desquilibrio cerebral característico del trastorno bipolar, y generalmente se controla mediante la administración de antipsicóticos o fármacos estabilizadores del ánimo.

Mi marido ha empezado a sospechar de mí. ¿Acaso está paranoico?

Posiblemente. En el trastorno bipolar, la paranoia suele manifestarse como una combinación de temor a los demás (la sensación de que todos están en su contra) y creencias que sirven para explicar los detalles del peligro que acecha, generalmente contextualizados en una historia con tintes dramáticos. Convendría que usted hablase con su marido o llamase a su médico para verificar si está desarrollando un delirio paranoide.

El doctor me dijo que mi marido tiene delirios. ¿Qué quiso decir exactamente?

Un delirio es una perturbación de la razón en virtud de la cual una persona cree que se dan determinadas condiciones y ocurren acontecimientos sin que exista una base real que los justifique. Los delirios pueden ser muy simples, como el hecho de que una persona anoréxica se sienta gorda a pesar de la imagen famélica que le devuelve el espejo. Los delirios también pueden ser complejos, como pensar que el FBI está persiguiendo a alguien porque posee información confidencial altamente sensible. Tratándose del trastorno bipolar, un delirio muy común consiste en creerse una persona muy importante. En la actualidad, las personas suelen pensar que son celebridades, generales del ejército, consejeros del presidente, o agentes del FBI o la CIA. Durante los años en que Napoleón gozaba de mayor popularidad en Francia, era muy común que las personas psicóticas tuvieran delirios y creyeran ser el emperador corso. Es frecuente que la persona psicótica piense que forma parte de una trama secreta o una conspiración muy importante. La raíz de estos delirios suele ser un sentimiento de tipo megalómano que el cerebro produce durante la fase psicótica del trastorno bipolar.

En algunas ocasiones, las personas racionales que no están familiarizadas con la psicosis son arrastradas a los delirios de una persona psicótica y terminan creyéndolos porque les parece totalmente imposible que los hayan inventado. Una evaluación adecuada demostrará si algún ser querido padece un trastorno bipolar de naturaleza delirante. Los individuos que deliran necesitan ser tratados con carácter inmediato para protegerlos así de sus fantasías y proteger a sus familias.

Mi hija se cree vidente y hace profecías. ¿A qué se debe?

El cine y la televisión gustan de glorificar la psicosis bipolar como si confiriese a quien la padece poderes milagrosos y conocimientos de índole sobrenatural. Desafortunadamente, este tratamiento mediático irresponsable tan sólo sirve para agravar los delirios de grandeza patológica de los pacientes.

¿En verdad soy capaz de leer los pensamientos de la gente? Yo creo que sí.

He oído esta afirmación muchas veces. No obstante, desconozco en qué lugar concreto del sistema nervioso se origina esta experiencia. Dicho esto, le sugiero que por el momento lo ignore hasta que se sienta mejor. Posteriormente, revise la cuestión y determine si estos sentimientos todavía son importantes para usted.

¿Son reales esas voces terroríficas que oigo?

Algunos individuos con trastorno bipolar tienen la sensación de estar oyendo la voz de Dios o del diablo, y de recibir sus instrucciones. No es competencia de los familiares o los profesionales de la medicina poner en tela de juicio sus creencias religiosas o espirituales. Será el tiempo quien las pondrá en su sitio. Sin embargo, muchas de estas voces provienen de su subconsciente, que puede albergar cosas muy extrañas y a menudo espeluznantes. Es como si usted soñara despierto. Mi experiencia me dice que cuanto más se prolongan los periodos de buena salud, menos interesantes son estas voces perturbadoras.

Estoy convencido de que mi destino es especial. ¿Llegaré a ser un gran líder mundial?

Tal vez, pero lo cierto es que lo mismo es aplicable a todo el mundo. Su destino dependerá de lo que usted haga, no de lo que usted sienta o crea. Cuanto antes se recupere y deje de fantasear, antes podrá recuperar las riendas de su vida.

He conocido a muchos pacientes con trastorno bipolar que creían ser Jesucristo o un gran líder mundial, muchas veces en contradicción con su confesión religiosa y su nacionalidad. Le recomiendo que deje estas cuestiones para una mejor ocasión y que se ocupe de tomar las medidas oportunas para mejorar su salud. Cuando las aguas hayan vuelto a su cauce y usted se encuentre mejor, podrá retomar estos asuntos..., si todavía le interesan.

¿Cómo puedo saber si el trastorno bipolar existe, y que usted no se lo está inventando para controlarme?

Es una pregunta difícil. Si estuviese sano y pensase con claridad, podríamos sentarnos a discutirlo y usted comprendería las razones en que apoyo mi diagnóstico. Ahora bien, si está atravesando un episodio psicótico, entonces nada de lo que yo haga o diga podrá reconfortarle plenamente. Por este motivo insisto en que debe trabajar codo con codo con un psiquiatra de reputación contrastada y en cuyo juicio pueda confiar durante los periodos más crudos de la enfermedad.

Los médicos siempre me presionan para que tome fármacos. ¿No será que están en la nómina de las compañías farmacéuticas?

No. Que yo sepa, no existe ninguna conspiración cuyo objetivo sea obligar a la gente a consumir fármacos que realmente no necesita. Piénselo. Si un médico no pensara sinceramente que las medicinas pueden ayudarle, ¿por qué se tomaría tantas molestias e invertiría tanto tiempo y energía en convencerle de que haga algo que usted no quiere hacer? Piense en cuánto más fácil sería su existencia si se ajustasen a sus deseos y le dijeran: «No se preocupe. Todo está bien. Usted no tiene nada serio. No necesita tomar fármacos para el trastorno bipolar. Le propongo un tratamiento que a buen seguro va a disfrutar».

¿Cómo puedo evitar que una crisis psicótica de un ser querido que padece trastorno bipolar desemboque en un desastre?

Lo único que puede hacer es conseguir que la persona en cuestión reciba asistencia profesional. Esto puede significar visitar regularmente al médico o ser ingresado en un hospital.

La hospitalización

Cuando el trastorno bipolar empeore ostensiblemente, será necesario plantearse la hospitalización del paciente. Una breve estancia en un hospital puede suponer una oportunidad para cambiar la medicación o retomar un tratamiento anterior. Algunas veces, el ingreso en un hospital es la única opción útil cuando peligra la integridad física del paciente.

¿Cómo sabe usted que un paciente está tan mal que será necesario hospitalizarlo?

El mero hecho de barajar la posibilidad de hospitalizar a alguien es un buen indicador de la gravedad de la patología. Pida consejo a su médico, su terapeuta y/o sus parientes más cercanos.

¿Hay algún hecho o síntoma que pueda indicarme que un enfermo con trastorno bipolar debe ser hospitalizado?

Los individuos que sufren ciclos maníaco-depresivos pueden enfermar en la misma época todos los años. Si éste no es el caso, preste atención a los periodos caracterizados por un estrés sostenido, o a cualquier hecho vital que suponga una fuerte dosis de estrés, o a una enfermedad de tipo físico. Son señales de advertencia. Si un ser querido experimenta signos evidentes de haber perdido el contacto con la realidad o si su comportamiento entraña algún peligro para sí mismo o los demás, no lo dude y llévelo al hospital.

Hay otra cosa que debe tener presente: si en algún momento se cree el propietario del puente de Brooklyn, puede permanecer en casa. Ahora bien, si manifiesta su intención de comprarlo, no se lo piense más y haga las maletas. Y si está decidido a saltar desde el puente de Brooklyn, llame a un ambulancia inmediatamente. Tómese muy en serio cualquier riesgo potencial de que se haga daño o golpee a otra persona, aun cuando los brotes de agresividad física sólo se produzcan de manera esporádica.

¿Cómo puedo tener acceso al programa psiquiátrico del hospital? Me gustaría asistir.

Lo mejor será que llame a su médico y le pida que haga los trámites necesarios para su ingreso. Si lo prefiere, usted puede ponerse en contacto con el departamento de admisiones del hospital y solicitar su ingreso. A veces lo más fácil es presentarse en la sala de urgencias y preguntar qué debe hacer para ingresar voluntariamente en el hospital y recibir atención psiquiátrica.

Llevé a un familiar al hospital, pero nos mandaron de vuelta a casa. ¿Qué podemos hacer?

Dada la saturación que padecen los hospitales y la afluencia de pacientes que solicitan los servicios de urgencias y no pagan por esta atención ambulatoria, muchos centros hospitalarios se ven obligados a prestar unos servicios mínimos. Los facultativos y el personal de enfermería deben multiplicarse habida cuenta del elevado coste de la infraestructura y las increíbles sumas que las compañías aseguradoras desvían y nunca revierten en la atención que reciben los pacientes. Bajo estas condiciones, todos los pacientes, salvo los más graves, son enviados de vuelta a casa sin mayores consideraciones. Si le ocurre esto, diríjase a otro hospital.

Algunas veces, personas que deberían ser hospitalizadas no son admitidas en el hospital, bien porque no saben describir sus dolencias con claridad o porque no mencionan aquellos síntomas que son más relevantes para quienes las examinan. Sepa que los médicos buscan intenciones, amenazas o intentos de suicidio; intenciones, amenazas o intentos de suicidio que generan violencia contra terceras personas; voces que le dicen que se autolesione o haga daño a otras personas; un historial de hospitalizaciones documentadas en registros hospitalarios accesibles; o la incapacidad para cuidar de sí mismo a causa de un trastorno de tipo mental o emocional.

¿Qué pueden hacer en un hospital que no pueda hacerse en casa o en la consulta de un especialista?

Por lo general, en un hospital los pacientes reciben una atención exhaustiva por parte de uno o más doctores que evalúan su estado y los ayudan a iniciar o reforzar el tratamiento farmacológico. El personal de enfermería experimentado le enseñará los cuidados más convenientes para preservar su salud, y está cualificado para organizar y poner en práctica el tratamiento indicado. En su mayoría, los hospitales disponen de una unidad de psicoterapia que tratará al paciente ya sea individualmente o en grupo. Asimismo, algunos centros ponen a disposición del enfermo una terapia ocupacional y otros tratamientos específicos. Normalmente, los hospitales son el lugar más indicado para determinar si concurren ciertos problemas físicos que pueden pasar desapercibidos en la consulta de un especialista, tales como la diabetes o un tumor cerebral.

¿El hospital es un lugar seguro para mi hija, que tiene inclinaciones suicidas?

Además del tratamiento específico, los hospitales son un entorno seguro y adecuado para quienes pudieran, en un momento dado, autolesionarse o hacer daño a otras personas. Algunas veces, el tratamiento sólo consiste en hospitalizar a su ser querido y esperar hasta que pase la crisis. Tenga presente que ningún lugar es completamente seguro para una persona que está resuelta a quitarse la vida. Debo decir que algunos de mis pacientes han intentado suicidarse incluso en las salas de un hospital.

Mi hijo cada vez es más peligroso y necesita ir al hospital, pero él se niega. ¿Qué puedo hacer?

No se me ocurre qué puede hacer a menos que su hijo esté en peligro de autolesionarse o hacer daño a otras personas. Si éste es el caso, llame al 112, al 061, o a una ambulancia y solicite que un especialista valore la peligrosidad de su hijo. Si ellos determinan que existe un riesgo real de que se haga daño o hiera a terceras personas, los médicos se encargarán de trasladarlo al hospital o dispondrán lo necesario para hospitalizarlo en breve. Como alternativa, si ha cometido algún delito, el sistema de justicia criminal se hará cargo de su tratamiento psiquiátrico.

Mi esposo/a ha padecido trastorno bipolar durante años, pero los médicos del hospital piensan que es esquizofrenia. ¿Quién tienen razón?

Durante muchos años era muy habitual que los médicos emitieran un diagnóstico de esquizofrenia siempre que había alucinaciones. Incluso ahora, cuando los médicos dicen «enfermedad psicótica», generalmente se refieren a la esquizofrenia, aunque en el trastorno bipolar la psicosis es igualmente común. Para ser justos, la presencia de la psicosis dificulta en gran medida la identificación de la esquizofrenia, el trastorno bipolar, la depresión psicótica, la toxicidad, las lesiones cerebrales o las enfermedades del sistema nervioso. En algunas ocasiones, la única manera de salir de dudas consistirá en hacer un nuevo examen una vez que el episodio psicótico haya remitido.

¿Qué puedo hacer si mi esposo/a está hospitalizado/a y no está respondiendo al tratamiento para la esquizofrenia?

Suponiendo que los médicos estén dispuestos a escuchar su opinión, solicíteles que prueben fármacos indicados para tratar el trastorno bipolar y la esquizofrenia, tales como los eutimizantes y los antipsicóticos atípicos. Además, intente conseguir un segundo diagnóstico cuando la salud de su esposo/a haya mejorado.

¿Qué puedo decir a mi pareja, que está en el hospital, para conseguir que adquiera hábitos saludables? Insistir para que se tome la medicación no sirve de nada.

Visite a su pareja en el hospital y dígale lo feliz que se sentiría si lograse seguir el tratamiento y ponerse bien. Quizá no pueda hacer otra cosa hasta que su pareja cambie de mentalidad.

¿Cómo puedo evitar que mi esposa recaiga y tenga que volver al hospital?

Averigüe con qué frecuencia su esposa visita a su médico o equipo de doctores fuera del hospital. Si no lo está visitando para que haga un seguimiento de su medicación, entonces su salud no mejorará. Si el médico sólo dedica unos pocos minutos a cada paciente, entonces será muy difícil que su esposa y su médico construyan una relación verdaderamente satisfactoria y fructífera. Si su esposa se resiste a tomar sus medicinas, entonces no se recuperará. Si no hace más que darle excusas para no tomar sus medicinas o no visitar al médico, entonces tampoco mejorará. Tan sencillo como eso.

¿Cómo puedo ayudar a mi hermano? En breve le darán el alta médica en el hospital.

Solicite un permiso para hablar con el médico que trata a su hermano en el hospital. Averigüe cuál es el problema, según el médico. Pregúntele por la persona que visitará a su hermano una vez que reciba el alta médica y abandone el hospital. Confirme, además, que le hará un hueco en su agenda y lo examinará como paciente externo antes de que salga del hospital. Asegúrese de que su hermano tiene su medicación y/o las prescripciones necesarias antes de abandonar el centro hospitalario.

Acuda a un grupo de apoyo local o virtual, e intercambie impresiones con otros familiares que hayan pasado por circunstancias similares. Infórmese bien y tome las medidas que estime más convenientes.

Mi hermana padece un trastorno bipolar más grave que el de la mayoría de los pacientes de los que usted habla. Siempre está en el hospital, y no ha podido trabajar en toda su vida. ¿Cómo puedo ayudarla?

Reúnase con su médico o su asistente social para confirmar que se le está administrando el tratamiento adecuado y está recibiendo la atención médica que su caso exige. Averigüe si cumple los requisitos para ser admitida en los programas regionales o nacionales de salud o para beneficiarse de algún subsidio público. Insista en que se le informe sobre el plan de consultas externas establecido, y ponga los medios necesarios para que su hermana no tenga que volver a ser hospitalizada.

Hace algún tiempo tuve una mala experiencia en un hospital. ¿Cómo puedo asegurarme de que esto no volverá a suceder?

Hace años, los hospitales proporcionaban asilo y refugio a los pacientes. Allí podían relajarse y tomarse un respiro del estrés de la vida cotidiana. Sin embargo, las hospitalizaciones modernas suelen ser breves, apresuradas y caracterizadas por un sinfín de trámites obligatorios, razón por la cual no propician el descanso. Prodigar los cuidados necesarios en un hospital moderno es algo muy complejo, y en general se cometen muchos errores. No obstante, la mayoría del personal sanitario que conozco trabaja muy duro para lograr que las cosas discurran con normalidad y que la estancia del paciente sea lo más cómoda y sosegada posible.

Una vez hecho el diagnóstico correcto, ¿cuál es la causa principal del fracaso de un tratamiento en el hospital?

El tratamiento de los pacientes de trastorno bipolar que están hospitalizados suele fracasar porque no toman la medicación, incluso estando en el hospital. Nosotros nos referimos a esta situación con el término «incumplimiento». Cabe decir que los pacientes pueden optar por no cooperar si así lo desean. Muy a menudo, los pacientes se meten las píldoras en la boca y las esconden hasta que se quedan solos. Entonces, cuando nadie los ve, las escupen. Cuando trabajaba en la unidad de psiquiatría de cierto hospital, adopté la costumbre de visitar los aseos diez minutos después de la administración de los medicamentos. Las tazas de los inodoros estaban llenas de píldoras de brillantes colores que los pacientes díscolos habían depositado allí.

El personal de enfermería prueba todas las estrategias posibles para detectar estas prácticas; abren las bocas de sus pacientes, miran las manos, y buscan en los bolsillos de su ropa para conseguir que se traguen las píldoras. Es más, hay píldoras que se disuelven casi inmediatamente cuando se introducen en la boca. Sea como fuere, estoy convencido de que, si en verdad lo desea, un paciente hospitalizado conseguirá tomarse la medicación. Al fin y al cabo, el tratamiento siempre es el mismo, se dé en un hospital o en otro lugar. Si una persona no quiere ponerse bien, nunca lo conseguirá.

Cuando hacía prácticas en la Facultad de Medicina, traté a un hombre de mediana edad que padecía manía. Este paciente había sido hospitalizado muchas veces a lo largo de los años sin que hubiese experimentado la más leve mejoría, pese a las complejas combinaciones de fármacos que se le habían administrado. Al finalizar mi estancia en el centro, este hombre me confesó que durante los últimos veinte años no se había tragado una sola pastilla.

¿Hay otras causas comunes del fracaso del tratamiento después de una hospitalización?

A fecha de hoy, todavía me encuentro con muchos pacientes con trastorno bipolar que nunca han sido tratados con un eutimizante apropiado para su caso. Algunos informes revelan que los pacientes han recibido un fármaco estabilizador del ánimo, sólo que en una dosis demasiado baja o durante un periodo de tiempo muy breve. Si lo estima oportuno, consulte el *Physician's Desk Referente* (PDR), el *Vademecum* o Internet para averiguar cuáles son las dosis mínima y máxima habituales y la duración recomendada para los tratamientos con estabilizadores del estado de ánimo.

Qué hacer cuando ningún tratamiento funciona

Los delirios de grandeza, la fantasía, el pensamiento ilógico y la creencia de que las reglas y sus consecuencias no son aplicables a ellos, son los principales obstáculos que impiden la recuperación de los pacientes con trastorno bipolar. A pesar de sus fantasías, los enfermos maníaco-depresivos deben estar dispuestos a esforzarse y seguir su tratamiento si en verdad quieren recobrar la buena salud.

Actitudes que pueden dificultar la recuperación de un enfermo con trastorno bipolar

A lo largo de los años he notado que determinadas líneas de pensamiento pueden interferir en el proceso de convalecencia. Algunas veces estas actitudes prefiguran el momento en que el propio paciente interrumpirá su tratamiento. He aquí algunos ejemplos de afirmaciones que he oído y que reflejan estas actitudes tan contraproducentes.

- «Creo que no me conviene estar siempre tomando medicinas.»
- «No creo que mi trastorno bipolar sea tan grave.»
- «Quiero dejar de tomar la medicación para comprovar si es cierto que padezco un trastorno bipolar.»
- «Sólo quiero saber cómo me siento si no tomo las medicinas.»
- «Quiero averiguar si soy capaz de recuperarme por mis propios medios.»
- «No quiero tomar las medicinas porque no son más que una muleta.»
- «Con tesón y fuerza de voluntad, estoy seguro de que podré superar la enfermedad sin tomar medicamentos.»
- «Quiero un tratamiento, pero quiero empezar más adelante.»
- «Todavía tengo dudas sobre si realmente padezco o no un trastorno bipolar.»
- «Ninguno de mis amigos cree que tengo un trastorno bipolar.»
- «Hablé con un profesional que me dijo que está seguro de que no tengo un trastorno bipolar.»
- «Leí en un libro que no me conviene tomar medicinas para el trastorno bipolar.»
- «En primer lugar, me gustaría probar una dieta y un tratamiento con minerales.»
- «Estoy seguro de que no tengo la enfermedad. No he estado enfermo en toda mi vida.»
- «Todos mis problemas son producto de las circunstancias. No me faltan razones para actuar de esta manera.»

→

- «Yo no tengo la culpa. En realidad, la culpa es de mi trabajo, mi mujer, mi madre, mi novio, mi casa, esta ciudad, este gobierno, este país, etc.»
- «Si pudiera salir de este lugar, seguro que me encontraría mucho mejor.»
- «Si pudiese dormir un poco (o mantenerme despierto), entonces todo me iría mucho mejor.»
- «Yo puedo manejar esta situación ¿Es que no confías en mí?»
- «Mi médico ya no me gusta.»
- «Ya no confío en la medicina tradicional.»
- «Siempre he tenido buena suerte. No te preocupes. Confía en mí. En poco tiempo todo se resolverá.»

¿Cuál es la causa más común del fracaso de los tratamientos en el trastorno bipolar?

Negarse a tomar la medicación o interrumpirla definitivamente. Básicamente, los fármacos son el único recurso que puede normalizar los procesos de pensamiento e impedir la recurrencia de la manía y la depresión. Está demostrado que cuantas más veces se interrumpa abruptamente la medicación, mayor será el agravamiento de la enfermedad bipolar.

¿Cuál es la creencia más común que plantea un obstáculo en el camino hacia la recuperación?

«Ahora estoy bien. En consecuencia, ya no necesito tomar la medicación.» Lo anterior constituye un grave error en la lógica de la enfermedad, aunque algunas personas con trastorno bipolar consideran que tiene sentido. Si como consecuencia de tomar la medicación usted se siente mejor, entonces lo más inteligente será seguir tomando sus medicinas al objeto de mantener ese estado de bienestar. Si usted mejora, esto no se debe a que su enfermedad ha desaparecido misteriosamente; antes bien, significa que la medicación es correcta y está eliminando los síntomas de la enfermedad.

¿Cómo puedo saber si he tomado la medicación el tiempo suficiente para que funcione? No quiero darme por vencido.

Le aseguro que usted necesita un periodo de al menos seis meses de prueba con los tres principales eutimizantes en dosis entre moderadas y altas, antes de que se pueda determinar a ciencia cierta que estos fármacos no podrán ayudarle. He abordado este asunto con muchos pacientes que, habiendo sido considerados sujetos totalmente refractarios al tratamiento, respondieron bien después de haber hecho un ensayo en condiciones con un fármaco estabilizador del ánimo adecuado.

¿Tiene constancia de que haya personas que no responden a ningún tratamiento?

A lo largo de mi carrera profesional, menos de una docena de personas no han respondido satisfactoriamente a la administración de la medicación en dosis adecuadas. En la mayoría de los casos, estos individuos habían sufrido episodios maníacos recurrentes e incontrolados durante muchos años, y consumido alcohol y otras sustancias nocivas inmoderadamente. Unos pocos eran personas jóvenes que anteriormente habían sido tratadas con antidepresivos y arrastraban un historial de episodios maníacos frecuentes que se remontaba hasta su infancia. Incluso en estos casos, los síntomas bipolares podrían reducirse con la administración de la medicación adecuada y un esfuerzo sostenido para introducir cambios saludables en su estilo de vida.

¿Qué puedo hacer cuando todo parece estar fracasando?

Éste es un buen momento para dar un paso atrás y analizar objetivamente las razones del fracaso. Es muy frecuente que el tratamiento fracase a causa de otros problemas de salud que en su día pasaron inadvertidos o fueron descartados. Le pondré un ejemplo: he vivido un buen número de casos donde el consumo de alcohol y drogas ha saboteado las bondades del tratamiento médico. Cuando estas personas finalmente conseguían dejar de consumir bebidas alcohólicas y otras drogas, su medicación les devolvía la buena salud. En algunas ocasiones, la concurrencia de una lesión cerebral o una enfermedad física bloquea la efectividad del tratamiento. Será tiempo de repetir el examen físico inicial. De manera análoga, negarse a reducir el estrés que soporta en su vida diaria, no acostarse a una hora razonable, no seguir una dieta equilibrada, o no hacer ejercicio en dosis moderadas, son prácticas que pueden sabotear el tratamiento contra el trastorno bipolar. Cuando se detecten estos problemas, será necesario corregirlos si queremos albergar alguna esperanza de conseguir un buen tratamiento.

¿Cuándo puede decirse que el trastorno bipolar es incontrolable?

El trastorno bipolar únicamente será incontrolable cuando usted se dé por vencido.

Capítulo 10
LOS RECURSOS

A fin de cuentas, su mejor fuente de información y ayuda será el trabajo que lleve a cabo con un psiquiatra y/o terapeuta que tenga experiencia en el tratamiento del trastorno bipolar y esté dispuesto a construir y desarrollar una estrecha relación terapéutica con usted. En su entorno hay, no obstante, una gran cantidad de información disponible.

El uso de Internet para combatir el trastorno bipolar

Los sitios web sobre el trastorno bipolar ofrecen multitud de servicios tales como grupos de apoyo *on-line*, información sobre reuniones de ámbito local y nacional, así como oportunidades para que usted participe activamente en las políticas de la salud. Asimismo, le proporcionan una excelente oportunidad para mejorar su salud, incrementar su calidad de vida y ayudar a los demás. Sin embargo, me consta que en Internet abunda la información confusa, engañosa e incorrecta, y que son muchas las personas con intereses oscuros, de modo que no puedo garantizar resultados. Para empezar, busque las instituciones y asociaciones que se dedican a ofrecer servicios dirigidos a la comunidad bipolar, organizaciones sin ánimo de lucro que no persiguen beneficio económico, político o personal alguno. Recuerde que casi cualquier persona puede tener voz en los *chats* y los tablones de anuncios virtuales. Por consiguiente, no facilite información personal ni dé crédito a cualquier comentario publicado. Seguidamente enumeraré algunas de estas fuentes. Al margen de las direcciones electrónicas de los sitios web, he intentado recabar los números telefónicos de la mayoría de los centros e instituciones para que, si lo desea, hable con una persona de carne y hueso.

Los foros en Internet: grupos de noticias y *chats* sobre el trastorno bipolar

Hay muchos boletines y tablones de anuncios y noticias, así como *chats* que abordan cuestiones importantes para la comunidad bipolar. Para encontrarlos, utilice un buen buscador e introduzca «boletines trastorno bipolar» o «chat trastorno bipolar», o recurra a un motor de búsqueda como, por ejemplo, Dogpile (http://www.dogpile.com) o el celebérrimo Google (http: www.google.com). AOL nos facilita la tarea. Limítese a visitar la página titulada «Health», busque el «Health Talk Directory», haga clic en «Depression», y enseguida encontrará «Bipolar Disorder». Si lo prefiere, visite algunos de los sitios web que le indico a continuación.

http://www.supportpath.com/sl_b/bipolar_disorder.htm
http://www.supportalk.com/group-8-1601.html
http://www.pendulum.org/penduforum
http://www.groups.google.com/group/alt.support.depression.manic
http://www.bipolarworld.net/Community/bplounge.htm
http://www.bipolarworld.net/Community/bpsupport.htm
http://bipolar.about.com/cs/menu_chat/1/bl_chatcal.htm
http://www.psiquiatria.com/areas/pacientes_y_familiares/trastorno_bipolar/
http://www.bipolarweb.com
http://www.psicologia-online.com/ESMUbeda/Multimodal/bipolar.htm
http://carnedepsiquiatra.blogia.com/2004/112404-diagnostico-i.php
http://www.discapnet.es/Discapnet/Castellano/Actualidad/Noticias/Discapacidad/detalle?id=22933
http://www.buscasalud.com

Las organizaciones y los servicios que ofrecen

Muchas de las organizaciones de salud más importantes realizan denodados esfuerzos para dar servicio a los pacientes con trastorno bipolar. Asimismo, estos sitios web pueden ser un buen punto de partida para inscribirse o afiliarse a las organizaciones para enfermos de trastorno bipolar que operan en el ámbito nacional, suscribirse a publicaciones interesantes, informarse de los congresos y seminarios que se celebran en su región o país, así como para localizar los grupos terapéuticos que se reúnen en su localidad.

The American Medical Association (AMA)

Se trata de la organización norteamericana más importante que representa a médicos y especialistas de toda índole. Ofrece información dirigida a médicos y pacientes y edita la publicación *Journal of the American Medical Association*, así como la revista de psiquiatría *Archives of Psychiatry*.

http://www.ama-assn.org
(+1) 800-621-8335

The American Psychiatric Association (APA)

El sitio web de la APA cuenta con el patrocinio de la Premier Psychiatric Professional Society de Estados Unidos. Proporciona información sobre enfermedades psiquiátricas y su tratamiento, noticias de actualidad, asociaciones, asesoramiento legal y sobre cuestiones éticas. Además, edita y distribuye el *Journal of the American Psychiatric Association.*

http://www.psych.org
(+1) 888-357-7924

The American Psychiatric Association Alliance

Esta sección de la American Psychiatric Association (APA) se dedica a satisfacer las necesidades de los pacientes.

http://www.apaalliance.org
Angela Poblocki, Directora ejecutiva.
ANG3689@aol.com

Alcoholics Anonymous (AA)

El sitio web de AA es un centro de intercambio de información sobre su programa de desintoxicación en doce etapas y los servicios que ofrece a sus miembros. Si su trastorno bipolar se está complicando a causa del alcohol o del abuso de otras sustancias, visite primero este sitio web o bien busque el teléfono del centro de AA más cercano a su domicilio.

http://www.alcoholics-anonymous.org
(+1) 212-870-3400

Alcohólicos Anónimos en España

Se interesa exclusivamente en la recuperación y la sobriedad continuada de los alcohólicos individuales que recurren a la comunidad para pedir ayuda. No participa en la investigación del alcoholismo ni en tratamientos médicos o psiquiátricos, y no apoya ninguna causa.

http://www.alcoholicos-anonimos.org
(+34) 985-566-345

Asociación Española de Neuropsiquiatría. Profesionales de la Salud Mental.

Asociación multiprofesional comprometida con la sociedad, su independencia, su multidisciplinariedad, la defensa de un modelo de atención público y el impulso de la formación de los profesionales y la investigación.

http://www.asoc-aen.es

Asociación Española de Psicoterapia

Organización sin ánimo de lucro cuyos fines son los de promover el desarrollo de la actividad psicoterapéutica en general y, en particular, la promoción y el desarrollo de la psicoterapia autógena, sus aplicaciones y derivados.

http://www.psicoter.es

Bipolar Disorder Today

Un sitio web muy amplio en el que se abordan diversas cuestiones que conciernen a la salud mental.
http://www.mental-health-today.com/bp/

Bipolar.com

La compañía farmacéutica GlaxoSmithKline es la responsable de este sitio web. Contiene información relevante para identificar el trastorno bipolar, sobre la psicoterapia, sobre cómo conformar una red de contactos útiles, y un listado de bibliografía recomendada.
http://www.bipolar.com
(+1) 888-825-5249

Bipolar Magazine

Por el módico precio de veinte dólares, usted puede comprar una revista de edición trimestral dirigida a los individuos que padecen trastorno bipolar. Y lo que es mejor, puede visitar su sitio web gratuitamente. En sus páginas se publican artículos que figuran en la edición impresa.
http://www.bphope.com
(+1) 866-672-3038
Suscripciones: (+1) 888-834-5537

Bipolarneuro.com

Portal sobre el trastorno bipolar y las neurociencias. Publica noticias y artículos sobre temas afines. Organiza foros de discusión y apoyo para afectados y profesionales de la salud.
http://www.bipolarneuro.com

Cbel.com

Un índice que incluye las principales organizaciones profesionales, los sitios web privados, las bases de datos y numerosos artículos referidos al trastorno bipolar.

Depression and Bipolar Support Alliance (DBSA)

Llamada anteriormente National Association for Depression and Manic Depression (NADMD), esta organización brinda información sobre grupos de apoyo, ponentes, asesoramiento legal, y le pone en contacto con los legisladores; además le ofrece un *chat*, un foro de discusión, y la oportunidad de compartir su propia experiencia. Publica un boletín titulado *Outreach*.

http://www.dbsalliance.org
(+1) 800-826-3632

Depression and Related Affective Disorders Association (DRADA)

Este sitio web está asociado con el departamento de psiquiatría de la Johns Hopkins University. Organizan grupos de apoyo, reuniones, conferencias y ofrecen oportunidades de colaboración en régimen de voluntariado limitadas al ámbito regional de Baltimore.

http://wwww.drada.org
(+1) 410-583-2919

eMedicine Consumer Health

Esta compañía de carácter privado se especializa en enfermedades mentales y proporciona información sobre el trastorno bipolar.

http://www.emedicinehealth.com
(+1) 402-341-3222

European Association for Psychotherapy

Organización que establece los estándares para la formación y el ejercicio de la psicoterapia. Además, publica un código ético de la profesión y edita el *International Journal of Psychotherapy*.

http://www.europsyche.org

International Society for Bipolar Disorders

Se trata de un sitio web impulsado parcialmente por la compañía farmacéutica Lilly.

http://www.isbd.org
(+1) 412-605-1412

Madison Institute of Medicine (MIM)

Una fuente de información sobre tratamientos médicos para combatir el trastorno bipolar.
http://www.miminc.org
(+1) 608-827-2470

The Massachusetts General Hospital Bipolar Clinic & Research Program (MGHBCRP)

Información útil sobre el trastorno bipolar y su programa.
http://www.manicdepressive.org
(+1) 617-726-6188

Mental Health Europe

Este sitio web proporciona información actualizada sobre las enfermedades mentales y acceso a la red de instituciones dedicadas al cuidado y el estudio de estas patologías.
http://www.mhe-sme.org

National Association for Mental Illness (NAMI)

Esta asociación proporciona información, ofrece grupos de apoyo y organiza reuniones sobre las distintas enfermedades mentales, entre las que figura el trastorno bipolar. Fomenta la acción pública, ofrece asesoramiento legal, y organiza manifestaciones en defensa de los derechos de las personas que padecen trastorno bipolar y otras enfermedades mentales. También publica una revista denominada *The Advocate*, que distribuye entre sus afiliados.
http://www.nami.org
(+1) 800-950-6264
(+1) 703-524-9094

National Mental Health Association (NMHA)

Un paciente que sufrió abusos por parte del sistema sanitario fundó esta organización sin ánimo de lucro. Su sitio web ofrece información relativa a las enfermedades mentales, noticias de interés y un programa de afiliación.

http://www.nmha.org
(+1) 800-969-6642

Psiquiatría.com

Primer portal sobre psiquiatría para profesionales publicado en lengua española, con difusión en más de 60 países. Cuenta con más de 176.000 suscriptores que reciben un boletín personalizado con una selección de las noticias más importantes del sector.

http://www.psiquiatria.com

Psychiatric Times

Esta revista *on-line* diseña programas educativos y proporciona información actualizada para psiquiatras, además de ofrecer datos que normalmente no se ponen a disposición del público en general.

http://www.psychiatrictimes.com

Stanford University School of Medicine Bipolar Disorders Clinic

Un sitio web que publica información sobre el trastorno bipolar y los programas de tratamiento disponibles en la universidad donde recibí mi formación en psiquiatría.

http://bipolar.stanford.edu
(+1) 650-724-4795

The World Federation for Mental Health

Organización multidisciplinar de ámbito internacional dedicada a proporcionar educación y asesoría legal en materia de salud mental.

http://www.wfmh.org

The World Psychiatric Association (WPA)

Esta sociedad psiquiátrica publica información dirigida a los profesionales y el público en general en el ámbito de la comunidad internacional. Este sitio web contiene un listado muy útil de los departamentos de psiquiatría de las universidades, los hospitales y las organizaciones de salud mental más relevantes de todo el mundo.

http://www.wpanet.org

Los servicios de información del sistema sanitario público español

Ministerio de Sanidad y Consumo

Este sitio web ofrece las publicaciones del ministerio, datos científicos y estadísticos, así como acceso a las bibliotecas y otras institucioncs dc los ámbitos nacional y europeo.

http://www.msc.es

Sociedad Española de Toxicomanías

Sitio web dedicado a fomentar la transmisión de conocimientos entre los profesionales de los trastornos adictivos y promover el intercambio y el desarrollo de proyectos.

http://www.setox.org/

Sitios web privados sobre el trastorno bipolar

En la red hay algunos sitios web bipolares realmente buenos que esperan ser descubiertos. Ésta es su oportunidad para obtener la ayuda de quienes se encuentran en su misma situación, comentar las polémicas más recientes, e integrarse en la comunidad internacional del trastorno bipolar.

Alianza de apoyo a personas con depresión y trastorno bipolar (DBSA)

Sitio web que apoya la investigación para promover diagnósticos oportunos, desarrollar tratamientos más efectivos, y descubrir la cura para estas enfermedades. La organización trabaja para garantizar que las personas que viven con trastornos del estado de ánimo reciban un trato imparcial.
http://dbsalliance.hispanicare.com/

Bipolar Significant Others (BPSO)

Excelente fuente de información para cónyuges, parejas y cuidadores de pacientes con trastorno bipolar.
http://www.bpso.org

Bipolar World: A Bipolar Family

Un índice con información de todo tipo sobre la enfermedad maníaco-depresiva.
http://www.bipolarworld.net

El centro sobre la depresión del doctor Ivan Goldberg

Este reputado psicofarmacólogo neoyorquino selecciona las opiniones y las publicaciones más reseñables de los especialistas mundiales sobre los trastornos depresivos, y las enriquece con comentarios de cosecha propia.
http://www.psycom.net/depression.central.html

El sitio web del doctor Wes Burgess

Además de un comentario sobre mi experiencia práctica, mi sitio web contiene artículos firmados por profesionales de la medicina así como anotaciones mías sobre diversas enfermedades mentales, entre las que el trastorno bipolar ocupa un lugar muy destacado.
http://www.wesburgess.yourmd.com

Esquizo.com

La web del doctor J. Julià Zapata, psiquiatra, ofrece foros de consulta, discusión y debate, así como consejos útiles para quienes padecen trastorno bipolar y otras enfermedades mentales.

http://www.esquizo.com

Harbor of Refuge, Inc.

Un interesante grupo de apoyo construido en torno al trastorno bipolar. Ofrece foros de debate, un *chat*, dietas, ejercicios y multitud de consejos para mejorar su estilo de vida.

http://www.harbor-of-refuge.org

La página personal del bipolar.

Sitio web que se nutre con los testimonios de la comunidad bipolar. Ofrece noticias de actualidad y un foro sobre temas afines. Desde Chile para el mundo.

http://www.bipolares.cl/

Manic-Depressives Anonymous

Un programa en doce pasos para combatir el trastorno bipolar

http://www.manicdepressivesanon.org/

Momentos maníacos: el mundo con trastorno bipolar.

Un sitio web personal que proporciona acceso a publicaciones, foros de discusión, y los consejos de una persona que padece trastorno bipolar.

http://www.manicmoment.org

A Silver Lining

Un pequeño sitio web con un toque personal realizado por enfermos que padecen trastorno bipolar. Sus consejos acerca de cómo vivir con el trastorno merecen todos mis respetos:

- Acepte el hecho de que no somos débiles, de que nuestros problemas mentales tienen su causa en una enfermedad física.
- Obtenga de nuestros médicos y psiquiatras el tratamiento y las prescripciones más adecuadas para su caso.
- Evite el estrés a toda costa.
- Descanse lo suficiente.
- Y actualice constantemente sus conocimientos sobre la enfermedad.
  http://www.a-silver-lining.org

Support 4 Hope

Un sitio web con abundante información y muchos enlaces.
http://support4hope.com/bipolar_disorder/index.htm

Bibliografía recomendada sobre la profesión médica y el trastorno bipolar

Usted también puede consultar algunos de los libros que yo utilizo en las bibliotecas universitarias, las librerías de las facultades de medicina, y en los servicios bibliográficos *on-line*. Tenga presente, no obstante, que generalmente son libros caros y pesados, textos de lectura farragosa y difícil para los profanos debido a su abundante argot médico. He aquí algunos de los más útiles.

Beers, Mark y Brew, Robert, editores (1999): *The Merck Manual of Diagnosis and Therapy*, John Wiley & Sons. Un compendio médico de precio razonable sobre todas las enfermedades, dirigido a doctores y otros profesionales de la ciencia médica.

Bernstein, Jerrold G. (1988): *Drug Therapy in Psychiatry*, PSG Publishing Company. Un buen libro escrito por el jefe del departamento de psiquiatría del hospital donde recibí mi formación práctica.

Goodwin, F. K. y Redfield Jamison, K. (1990): *Manic-Depressive Illness*, Oxford University Press.

Hardman, J. G. y Limbird, L. E. (2001): Goodman *& Gilman's The Pharmacological Basis of Therapeutics*, McGraw-Hill.

Kandel, Eric y Schwartz, J. H. (2001): *Principios de Neurociencia*, Madrid, McGraw-Hill Interamericana de España, S. A. Mi opinión sobre este volumen es tan elevada que lo empleo como libro de texto cuando imparto la asignatura de Neuropsicología.

Sadock, B. J. y Sadock, V. A. (2005): *Tratado de psiquiatría de Kaplan y Sadock* (2ª edición), Barcelona, Masson, S. A. Un volumen muy extenso que contiene mucha información.

Libros sobre psicobiología y filosofía

Los libros que detallo a continuación pueden ser extremadamente útiles para describir y comprender la experiencia consciente, tan importante y desconcertante en el contexto del trastorno bipolar.

Beer, John, editor (1995): *Samuel Taylor Coleridge: Poems*, Everyman/Charles E. Tuttle. De entre todos los poetas que conozco, creo que Coleridge es quien posee una voz bipolar más acusada.

Davidson, J. M. y Davidson, R. J. (1982): *The Psychobiology of Consciousness*, Plenum Press. Un panorama de las explicaciones científicas de la experiencia consciente.

Eastman, Arthur M., et al., editores (1975): *The Norton Anthology of Poetry*, W. W. Norton & Company. Quizá le interese echar un vistazo al poema «You Were Wearing» del autor Kenneth Koch. Algunos de mis pacientes me han comentado que este poema refleja perfectamente lo que piensan y sienten al principio de un episodio maníaco.

Jaynes, Julian (1976): *The Origin of Consciousness in the Breakdown of the Bicameral Mind*, Houghton Mifflin Company. Una teoría de la consciencia que puede ser especialmente interesante para las personas que padecen trastorno bipolar.

Jung, C. G. (2003): La *interpretación de la naturaleza y la psique: la sincronicidad como un principio de conexión acausal*, Barcelona, Ediciones Paidós Ibérica, S. A.

Krishnamurti, J. (1996): *El libro de la vida*, Madrid, Editorial EDAF, S. A. Este volumen, así como otras obras del mismo autor, expone de manera clara y sencilla su filosofía de la reflexión y la objetividad así como una serie de cuestiones prácticas.

Pirsig, Robert (1999): *Zen y el arte del mantenimiento en la motocicleta*, Barcelona, Mondadori. Solía guardar un puñado de estos libros para repartirlos entre mis amistades. Si todavía no lo ha leído, hágalo cuanto antes.

Reps, Paul, editor (1990): *Zen Flesh, Zen Bones*, Charles E. Tuttle. Reps ha recopilado el material de sus tres libros anteriores y un artículo de la revista *Gentry* con el propósito de ilustrar el pensamiento zen. Si está cansado de luchar con el pensamiento occidental, tan rígido y lineal, entonces este libro le parecerá, cuando menos, entretenido.

Warmington, E. H. y Rouse, P. G., editores (1956): *Great Dialogues of Plato*, New American Library. Platón aborda muchos temas interesantes como portavoz de su mentor, Sócrates, de quien algunos sospechan que padecía trastorno bipolar.

Wittgenstein, Ludwig (1976): *Zettel*, editado por G. E. M. Anscombe y G. H. von Wright, University of California Press. Se trata de un volumen muy accesible que contiene innumerables pensamientos breves y aforismos sobre el positivismo lógico, el enfoque filosófico por el que Wittgenstein es conocido.

Textos de divulgación científica sobre el trastorno bipolar

Rara vez encuentro un libro de salud o psiquiatría dirigido al lector no profesional que me guste sinceramente. En cualquier caso, utilice su propio criterio y trate de sacar el máximo partido de todas sus lecturas. Aquí tiene algunos títulos recomendables.

Beers, Mark H., editor (2003): *The Merck Manual of Medical Information*, Pocket Books. La versión popular de un gran tratado sobre cuestiones médicas.

Duke, Patty; Pinkert; Mary Lou, y Hochman, Gloria (1993): *A Brilliant Madness*, Bantam Books.

Fawcett, Jan; Golden, Bernard; Rosenfeld, Nancy; Birmaher, Boris, y Goodwin, Frederick (2000): *New Hope for People with Bipolar Disorder*, Prima Publishing.

Granet, Roger y Ferber, Elizabeth (1999): *Why Am I Up, Why Am I Down? Understanding Bipolar Disorder*, Dell Publishing Co.

Miklowitz, David J. (2004): *El trastorno bipolar: una guía práctica para familias y pacientes*, Barcelona, Ediciones Paidós Ibérica, S.A.

Mondimore, Francis (1999): *Bipolar Disorder: A Guide for Patients and Families*, Johns Hopkins Press Health Book.

Redfield Jamison, Kay (1997): *An Unquiet Mind: A Memoir of Moods and Madness*, Random House.

Redfield Jamison, Kay (1993, 1996): *Touched with Fire: Manic-Depressive Illness and the Artistic Temperament*, Touchstone Books.

Torrey, E. F. y Knable, Michael (2002): *Surviving Manic Depression*, Basic Books.

Simon, Lizzie (2002): *Detour: My Bipolar Road Trip in 4-D*, Pocket Star Press.

Waltz, Mitzi (2002): *Adult Bipolar Disorders: Understanding Your Diagnosis and Getting Help*, O'Reilly & Associates.

Wormer, Eberhard J. (2004): *Bipolar.* Toda la información necesaria y los últimos avances en el estudio, los tratamientos y los medicamentos relacionados con esta enfermedad. Ediciones Robinbook.

Epílogo

El consejo más importante que puedo darle para preservar la buena salud y gestionar satisfactoriamente el trastorno bipolar, es que procure mantener la objetividad en todos los aspectos de la vida. En su mayoría, los problemas derivados del trastorno bipolar tienen su origen en las distorsiones y las fantasías. El pesimismo es una distorsión de la realidad que adopta un enfoque negativo. Por el contrario, el exceso de optimismo es una distorsión de la realidad orientada en sentido positivo. La megalomanía es una valoración exagerada de la importancia propia. La baja autoestima es una exageración netamente distorsionada de la insignificancia propia. La paranoia es una intensificación completamente distorsionada de los miedos personales. Los celos infundados constituyen una distorsión de sus sentimientos y de la necesidad de sentirse deseado. La rabia evidencia una distorsión de su necesidad de culpar a los demás por sus propias carencias. La psicosis responde a una distorsión de su verdadera experiencia del mundo. Las fantasías sólo son ilusiones que erosionan su energía y su creatividad. Además, impiden que lleve a la práctica la vida que usted desea y a buen seguro merece. Cuando consiga percibir el mundo con mayor objetividad, disfrutará de una salud mejorada y alcanzará más objetivos entre los que se ha marcado. Para empezar, procure ser sincero, honesto y objetivo con los demás y con usted mismo.

Apéndice A

El criterio oficial del DSM-IV para el diagnóstico de la manía y la depresión atípica

El *Diagnostic and Statistical Manual of Mental Disorders (DSM-IV-TR)*, en su cuarta edición publicada por la American Psychiatric Association, establece los siguientes criterios para el diagnóstico de la *manía*:

A. Un periodo distintivo caracterizado por un estado de ánimo anormalmente exaltado, expansivo y/o irritable que persiste en el tiempo, al menos durante una semana (o de cualquier duración si la hospitalización es necesaria).

B. Durante este periodo de perturbación anímica, tienen que presentarse en grado significativo tres o más de los síntomas que a continuación se enumeran (cuatro si sólo hay irritabilidad):

1. Megalomanía o una autoestima exageradamente alta.
2. Menor necesidad de sueño (por ejemplo, el paciente se siente descansado tras haber dormido sólo tres horas).
3. El paciente se muestra más locuaz de lo habitual y no puede dejar de hablar.

4. Las ideas compiten entre sí o el paciente tiene la experiencia subjetiva de que sus pensamientos se aceleran.
5. Tendencia a la distracción (por ejemplo, su atención se desvía hacia estímulos externos poco importantes o irrelevantes).
6. Incremento de la actividad destinada a lograr objetivos (por ejemplo, en los ámbitos social, laboral, escolar o sexual), o agitación psicomotora.
7. Dedicación excesiva a actividades placenteras de alto riesgo o con consecuencias dolorosas (por ejemplo, comprar compulsivamente, perpetrar indiscreciones sexuales o realizar inversiones monetarias descabelladas).

C. Los síntomas no cumplen los criterios para el diagnóstico de un episodio bipolar mixto.
D. Los altibajos anímicos son tan acusados que impiden el funcionamiento normal del paciente en el trabajo, las actividades sociales habituales o las relaciones personales; o se impone la hospitalización para evitar que el paciente se autolesione o haga daño a otras personas; o la presencia de rasgos psicóticos.
E. Los síntomas no son consecuencia de los efectos psicológicos directos de una sustancia (por ejemplo, el abuso de estupefacientes, una medicación u otro tratamiento), o de un estado médico específico (por ejemplo, el hipertiroidismo).

El *Diagnostic and Statistical Manual of Mental Disorders (DSM-IV-TR)*, en su cuarta edición publicada por la American Psychiatric Association, establece los siguientes criterios para el diagnóstico de la *depresión con rasgos atípicos*:

Con rasgos atípicos es una expresión que se aplica cuando estas características predominan durante las dos últimas semanas de un episodio depresivo mayor en un trastorno depresivo mayor o en los trastornos bipolares I y II, cuando un episodio depresivo mayor es el episodio de perturbación anímica más reciente, o cuando estas características son las predominantes durante los dos últimos años del trastorno distímico. Si actualmente no está atravesando un episodio depresivo mayor, se aplica cuando estos rasgos predominan durante cualquier periodo de dos semanas.

A. Reactividad anímica (por ejemplo, el ánimo reacciona como respuesta a un hecho positivo, lo sea realmente o en potencia).
B. Dos (o más) de los rasgos siguientes:

    1. Un aumento de peso significativo o un incremento del apetito.
    2. Hipersomnia.
    3. Parálisis importante (por ejemplo, se siente gran pesadez en piernas y brazos).
    4. Un patrón persistente de sensibilidad al rechazo en las relaciones interpersonales (no limitada a los episodios de perturbación anímica), que resulta en un impedimento claro y significativo para el normal desempeño en los entornos laborales y sociales.

C. No se cumplen los criterios para el diagnóstico de los síntomas melancólicos o catatónicos durante el mismo episodio.

Reproducido con la autorización del *Diagnostic and Statistical Manual of Mental Disorders, Fourth Edition, Text Revision* (2000). American Psychiatric Association.

Apéndice B

Relación de los síntomas de la manía, la depresión mayor unipolar y la depresión bipolar, así como de la psicosis, elaborada por el National Institute of Mental Health

Las señales y los síntomas de la *manía* son:

- Un incremento de la energía, hiperactividad y desasosiego.
- Un estado de ánimo excesivamente exaltado, generalmente bueno o incluso eufórico.
- Irritabilidad muy acentuada.
- Pensamientos que compiten entre sí, locuacidad extrema, discurso acelerado, salto de un tema a otro.
- Tendencia a la distracción, falta de concentración.
- Escasa necesidad de sueño.
- Creencias poco realistas sobre las capacidades y los talentos propios.
- Falta de juicio.
- Consumismo desaforado.
- Un periodo prolongado caracterizado por un comportamiento diferente al normal.

- Un incremento en el apetito sexual.
- Abuso de drogas, en particular la cocaína, el alcohol y los somníferos.
- Un comportamiento provocativo, agresivo o entrometido.
- Negación sistemática de las cosas que van mal.

Se realiza el diagnóstico de un episodio maníaco cuando se presenta un estado de ánimo exaltado caracterizado por tres o más de los síntomas restantes durante buena parte del día, casi todos los días, durante una semana o más. Si existe irritabilidad, deberán presentarse otros cuatro síntomas adicionales.

Las señales y los síntomas de la *depresión* [bipolar y mayor unipolar] son los siguientes:

- Tristeza prolongada, ansiedad, o estado de ánimo decaído.
- Sentimientos de pesimismo y desesperanza.
- Sentimientos de culpa, vileza y desamparo.
- Perdida de interés en todo aquello que antes se disfrutaba y reportaba placer, incluido el sexo.
- Descenso de la energía vital, sentimiento de fatiga o de ralentización de todos los procesos internos.
- Dificultad para concentrarse, recordar y tomar decisiones.
- Impaciencia e irritabilidad.
- Exceso de horas de sueño, o incapacidad para conciliar el sueño.
- Alteraciones en el apetito, aumento o pérdida de peso involuntarios.
- Dolores crónicos u otros síntomas corporales persistentes que no tienen su origen en una lesión o enfermedad física.
- Pensamientos recurrentes sobre la muerte y el suicidio, o intentos de suicidio.

Se diagnostica un episodio depresivo si cinco o más de los síntomas que siguen persisten durante buena parte del día, casi todos los días, durante un periodo de dos semanas o más.

Los síntomas más comunes de la *psicosis* son:

- Alucinaciones, es decir, oír, ver o sentir la presencia de cosas y fenómenos que realmente no existen.

- Delirios, es decir, falsas creencias fuertemente arraigadas que no derivan del razonamiento lógico y no encuentran explicación en las nociones culturales de una persona.

En un contexto de trastorno bipolar, los síntomas psicóticos tienden a reflejar un estado de ánimo extremo. Por ejemplo: los delirios de grandeza, tales como creerse el presidente o pensar que se tiene fortuna o poderes sobrenaturales, pueden presentarse durante la manía; los delirios de vileza o de culpa, tales como creerse una auténtica ruina, un miserable, o pensar que se ha cometido un terrible crimen, pueden aparecer durante la depresión [mayor unipolar]. Las personas con trastorno bipolar que evidencian síntomas [psicóticos] a menudo son diagnosticadas erróneamente, y confundidos con pacientes esquizofrénicos o que sufren otra enfermedad mental grave.

Estos datos proceden de *Bipolar Disorder*, publicado por el National Institute of Mental Health.

http://www.nimh.nih.gov/publicat/bipolar.cfm, Bethesda (MD): National Institute of Mental Health, National Institutes of Health, U. S. Department of Health and Human Services, 2001.

Nota del autor

Los casos clínicos que figuran en este libro, así como todo el material que atañe a los pacientes, están inspirados en casos similares cuyos detalles han sido modificados de manera tal que ninguno de los ejemplos aquí descritos pueda ser identificado con una persona concreta, viva o muerta. Este libro no supone aval ni recomendación alguna de los productos o servicios mencionados en el texto. Este libro no sustituye, bajo ningún concepto, al consejo profesional. Por favor, comente con su médico las cuestiones que se abordan en las páginas de este libro. En todos los casos, le insto a que proceda con ecuanimidad y que sean su médico y su terapeuta quienes determinen qué consejos o comentarios son los más apropiados para su caso, aquéllos que le resultarán más beneficiosos y efectivos.

Índice alfabético

Índice

PSICOLOGÍA PRÁCTICA

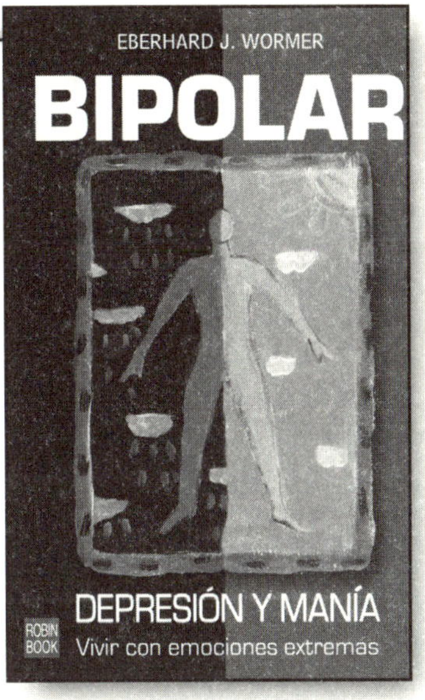

Una guía práctica, útil y necesaria para enfermos y familiares.

Guía informativa y práctica dirigida a los pacientes bipolares y sus familiares. Muchas personas confían demasiado en los medicamentos y sus efectos, pero podrían mejorar su calidad de vida si tomaran medidas adicionales como las que sugiere el autor de este libro. Basada en los últimos estudios de la psiquiatría biológica actual, proporciona de forma clara y amena toda la información necesaria para aceptar la enfermedad y luchar por llevar una vida normal.

ISBN: 978-84-7927-717-8

ÉXITOS DE AUTOAYUDA

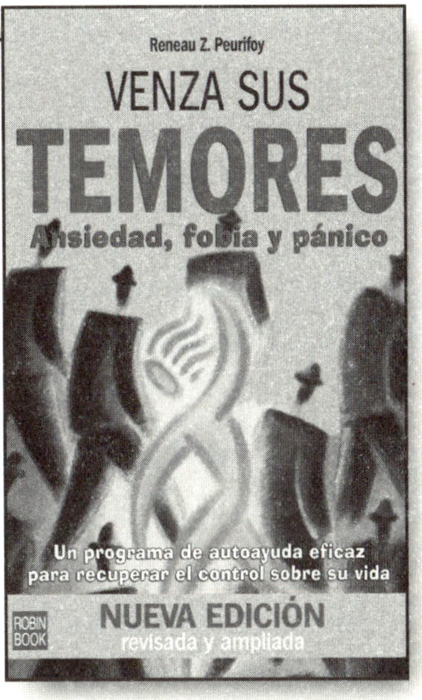

Una guía práctica para vencer el miedo, controlar sus emociones y desarrollar una sana autoestima.

Aprenda, paso a paso, a vencer síntomas, miedos y comportamientos como:

- las sensaciones de ahogo,
- las palpitaciones,
- los dolores en el pecho,
- la transpiración,
- el vértigo y los temblores incontrolados,
- la sensación de hormigueo en los labios y en los dedos de manos y pies,
- el temor a estar seriamente enfermo o incluso a morir,
- el miedo a cometer acciones descontroladas,
- las compulsiones indeseadas e incontrolables.

ISBN: 978-84-7927-796-3

ÉXITOS
DE AUTOAYUDA

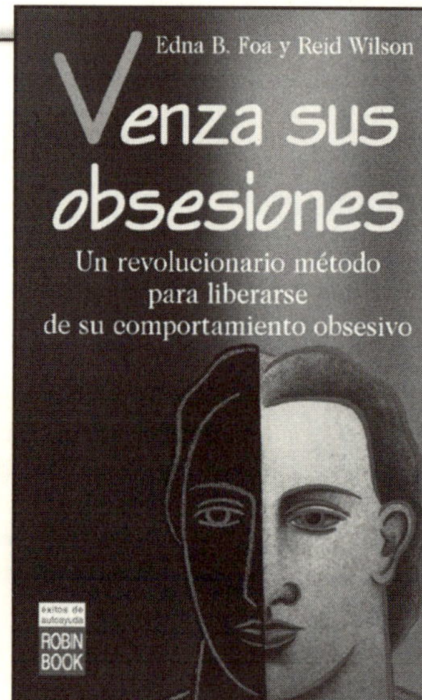

Un revolucionario programa de autoayuda para liberarse de su comportamiento obsesivo

Si se encuentra atormentado por pensamientos no deseados y perturbadores, o se siente compelido a proceder de acuerdo con pautas rígidas, tome medidas para reducir su angustia. Quizás usted sea una de los millones de personas que padecen el trastorno obsesivo-compulsivo (TOC).

Los síntomas de este trastorno pueden ser tan leves como dudar de haber desenchufado la plancha antes de salir de casa, o tan serios como experimentar la urgencia de lavarse las manos a todas horas. Pero cualquiera que sea su grado, el TOC resulta penoso e inquietante, y puede llegar a desorganizar la vida o malograr sus relaciones más importantes.

ISBN: 978-84-7927-553-2

ÉXITOS
DE AUTOAYUDA

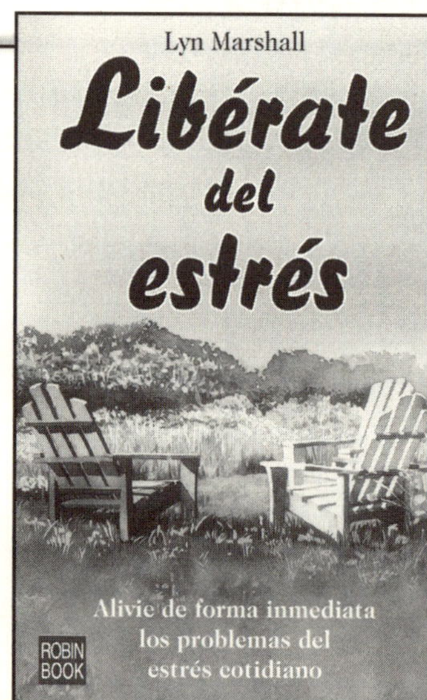

Modos rápidos, instantáneos y efectivos de abordar nuestro estrés cotidiano.

Esta obra, de gran interés por la originalidad y novedad de su enfoque, ofrece remedios para solucionar el problema de tu estrés. Las técnicas abordadas a lo largo de sus páginas te aliviarán de tu problema sin necesidad de recurrir a la medicación o a costosas y largas terapias.

- Relajar tu cuerpo y tu mente a voluntad en cuestión de segundos.
- Utilizar remedios instantáneos para solucionar muchos problemas cotidianos que pueden causar estrés o angustia.
- Eliminar las manifestaciones físicas del estrés, como la hipertensión, la migraña, los ataques de pánico, etc.

ISBN: 978-84-7927-702-4

ÉXITOS DE AUTOAYUDA

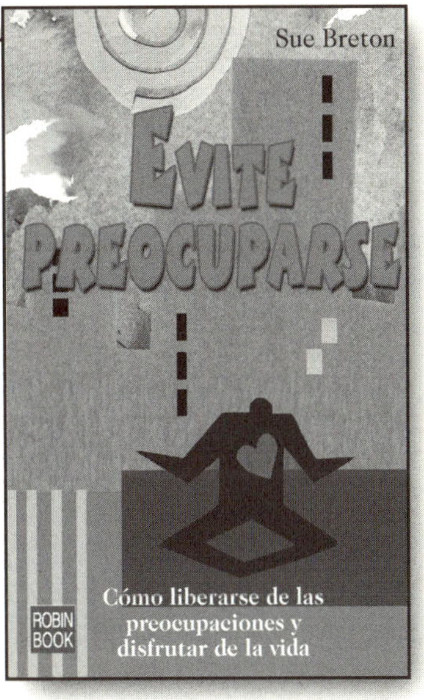

Una guía esencial para tener una visión más positiva.

¿Te preocupa lo que te pueda suceder en el futuro? ¿El desvelo constante por tu familia no te deja vivir tranquilo? ¿Sufres a menudo ataques de ansiedad o sensaciones de pánico que escapan a tu control? Si es así, este libro puede ayudarte a dar un nuevo enfoque a tu vida, mostrándote cómo enseñar a tu mente nuevos hábitos, más serenos y equilibrados.

- Cómo reconocer tu propia personalidad y tus reacciones ante situaciones de estrés.
- Cómo distinguir las diferencias entre el miedo, la ansiedad, la culpa, el estrés o la simple preocupación.
- Cómo aprender a aceptar que a veces las circunstancias escapan a nuestro control.

ISBN: 978-84-7927-699-7

PSICOLOGÍA PRÁCTICA

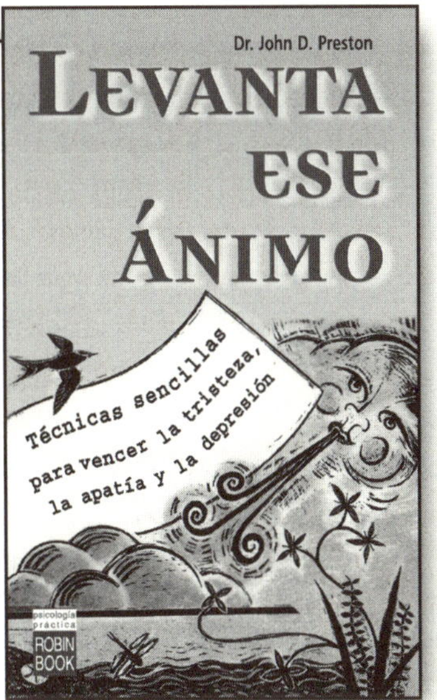

Remedios sencillos para combatir la depresión y mejorar la percepción personal.

Cuando la depresión nos ataca, nuestro mayor deseo es mejorar cuanto antes, pero entonces es cuando nos damos cuenta de que la energía que necesitamos para reponernos ha desaparecido. Ahora, encontrarás todos los remedios que puedas necesitar para recuperarte rápidamente sin tener que consumir grandes cantidades de energía. Este libro te ofrece todos estos remedios.

- Elevar la autoestima.
- Controlar los pensamientos negativos.
- Reducir la ansiedad.
- Aprender a diferenciar entre el dolor legítimo y el odio hacia uno mismo.
- Superar la apatía que nos aprisiona en los ciclos depresivos.

ISBN: 978-84-7927-579-2

ÉXITOS DE AUTOAYUDA

Libérese de los temores, sea quién quiere ser y viva la vida como realmente desea vivirla

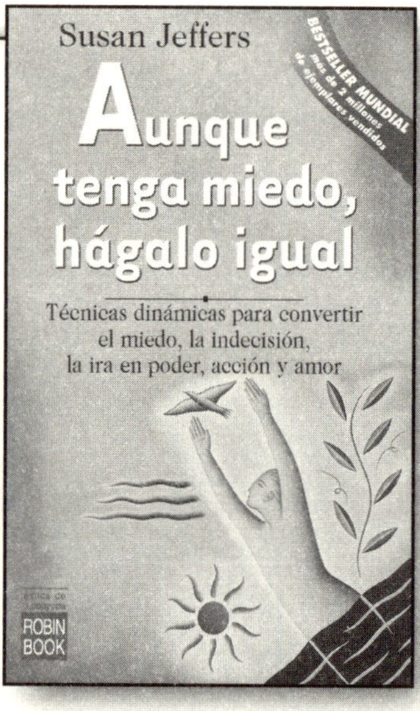

¿Qué nos impide ser quienes queremos ser y vivir la vida que de verdad esperamos? La respuesta es muy sencilla: el miedo. *Aunque tenga miedo, hágalo igual* se ha convertido en un *bestseller* internacional y en un libro de cabecera indispensable para millones de lectores. Este libro ofrece ideas y técnicas no sólo para superar nuestros temores, sino también para alcanzar la plenitud. Su lectura le ayudará a:

- Cambiar la forma de pensar.
- Eliminar la ira y el resentimiento.
- Controlar la propia vida
- Crear relaciones positivas con los demás.

ISBN: 978-84-7927-582-2

PSICOLOGÍA PRÁCTICA

Una guía personal para elevar la autoestima y comenzar a hacer cambios en la propia vida.

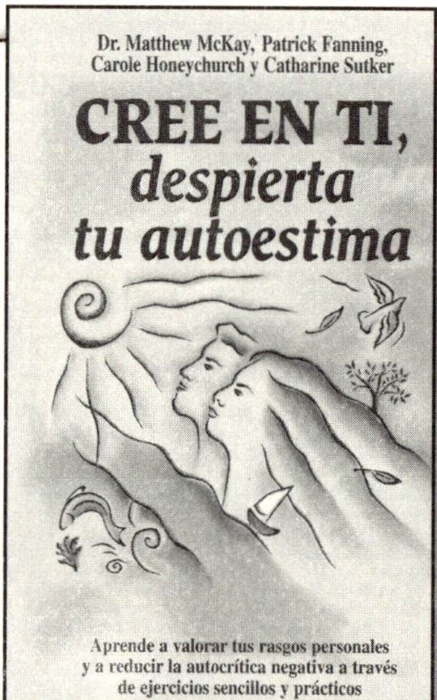

Conocerse y valorarse adecuadamente facilita que los demás puedan conocer lo mejor de nosotros y es, además, un signo inequívoco de inteligencia.

- Cómo liberarse de la autopercepción negativa y los actos autodestructivos.
- Descubre y desenmascara a tu «crítico interior».
- Consigue una visión precisa de ti mismo para comprender y superar tus limitaciones pasadas.
- Aprende a juzgarte a ti mismo y a los demás de una forma sana y positiva.

ISBN: 978-84-7927-476-4